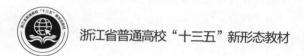
浙江省普通高校"十三五"新形态教材

医患沟通实务

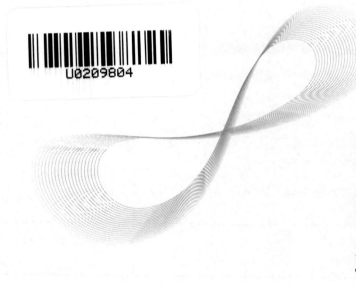

U0209804

王凤华 石统昆 殳儆

——

主编

化学工业出版社

·北京·

内 容 简 介

本书对医患沟通技巧进行介绍，主要内容为医患沟通概述、医患沟通心理学基础、医患沟通伦理学基础、语言沟通技巧、非语言沟通技巧、门诊医患沟通、急诊医患沟通、内科医患沟通、外科医患沟通、妇产科医患沟通、儿科医患沟通、特殊情景医患沟通（医患纠纷、告知坏消息等）。

本书旨在为广大临床医生提供全面综合的沟通方法，适合临床医师、临床医学本科生及研究生阅读。

图书在版编目（CIP）数据

医患沟通实务/王凤华，石统昆，殳儆主编．—北京：化学工业出版社，2021.10

ISBN 978-7-122-40272-1

Ⅰ.①医… Ⅱ.①王…②石…③殳… Ⅲ.①医药卫生人员-人际关系学 Ⅳ.①R192

中国版本图书馆 CIP 数据核字（2021）第 232478 号

责任编辑：张　蕾　　　　　　　　　　装帧设计：史利平
责任校对：宋　玮

出版发行：化学工业出版社（北京市东城区青年湖南街 13 号　邮政编码 100011）
印　　装：三河市延风印装有限公司
710mm×1000mm　1/16　印张 12¼　字数 238 千字　2022 年 3 月北京第 1 版第 1 次印刷

购书咨询：010-64518888　　　　　　　售后服务：010-64518899
网　　址：http://www.cip.com.cn

凡购买本书，如有缺损质量问题，本社销售中心负责调换。

定　　价：49.80 元

编写人员名单

主　　编　王凤华　石统昆　殳　傲

副主编　张　军　孙丽艳　崔小妹　王　筝

编　　者 (按姓氏笔画排序)

王　筝　嘉兴学院医学院

王凤华　嘉兴学院医学院

王海莲　杭州市临平区妇幼保健院

殳　傲　浙江新安国际医院

邓　敏　嘉兴市第一医院

艾　玲　嘉兴市妇幼保健院

石统昆　嘉兴学院医学院

冯　英　嘉兴市妇幼保健院

江　观　嘉兴学院医学院

安尔丹　嘉兴市第二医院

孙丽艳　嘉兴学院医学院

孙献亮　嘉兴学院医学院

李　凯　嘉兴市第二医院

杨　仿　杭州市中医院

杨玲飞　嘉兴学院医学院

汪　华　嘉兴市南湖区城南街道社区卫生服务中心

沈　亚　嘉兴市第一医院

张　军　嘉兴市第二医院

张旭环　武警海警总队医院

陆　燕　嘉兴市第二医院

季　霞　嘉兴市第二医院

宣秀琳　浙江大学医学院附属杭州市第一人民医院

姚桂英　新乡医学院

骆云珍　嘉兴市第二医院

袁协楠　嘉兴市第二医院

徐　旸　南开大学医学院

徐　杰　嘉兴市第二医院

高炜旻　嘉兴市第二医院

黄园园　吉林大学第一医院

崔小妹　嘉兴市妇幼保健院

董　波　嘉兴学院医学院

程露杨　哈尔滨医科大学附属第二医院

前言

医疗卫生事业事关国家和民族的未来，医学教育是医疗卫生事业发展的重要基石。2020年9月17日，国务院办公厅印发《关于加快医学教育创新发展的指导意见》，对加快推进医学教育改革创新，全面提高医学人才培养质量作出系统部署。指导意见提出了培养新时代"五术"医学人才，即要有救死扶伤的道术、心中有爱的仁术、知识扎实的学术、本领过硬的技术和方法科学的艺术。我们必须提升医学教育的质量，培养优秀的医学人才。

教材是学校教育教学的基本依据和重要载体，直接关系到人才培养的质量。要培养符合时代需求的医学人才，需有高质量的教材作为保障。《医患沟通实务》为浙江省"'十三五'规划新形态教材"，本教材编写以国务院办公厅《关于深化医教协同进一步推进医学教育改革与发展的意见》《中国本科医学教育标准——临床医学专业（2016版）》等文件为指导，聚焦医学教育数字化创新发展，推动传统课堂教学向数字学习和移动学习转变。

在深化医教协同，推进医学教育改革与发展的背景下，教材编写结合了临床实践中的问题和思考，教材编写的总体思路为：以案例导入的方式，通过问题导引，激发学生对相关内容的兴趣和思考。每个章节内容结束，课后测试促进学生了解知识掌握情况。同时，教学团队教师录制了系列视频微课，针对教材中的重点知识结合案例进行了讲解，并融入了思政元素，将知识讲授、能力培养和价值塑造融为一体。

教材编写团队由教学业绩突出的骨干教师、临床一线医护人员、基层卫生服务工作者组成，经全体编委的共同努力，教材的编写思路基本实现。我们希望本教材的出版，能够推进医学人文教育发展，为培养有温度、有情怀的高质量的医学人才做出积极贡献。

王凤华

2021年9月

目 录

第五章　医患沟通技巧——非语言沟通　067

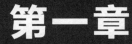

第一章

医患沟通导论

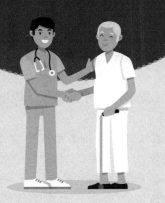

江西网络广播电视台

2020 年 3 月 5 日，一张被称为"2020 年最治愈的照片"触动了无数人，照片中一位躺在轮床上的患者手指夕阳，旁边身着防护服的医生驻足眺望，二人共同欣赏落日余晖。"落日余晖下"的照片感动了大量网友，网友感叹"多么美好的画面，真希望永远停留在这一刻""我看到了人间最真的感情"。

新冠肺炎发生以来，全国无数医务工作者不计报酬，冒着被感染的风险，奋战在抗疫一线救治患者。他们被称为逆行者、英雄、白衣天使、勇士。医护人员一张张被口罩勒出血印的脸庞，身穿防护服负重前行的背影，震撼着人们的内心。医护人员和患者互相理解、彼此信任的故事，感动着我们，似乎看到了中国医患关系最美好的样子。

1. 新冠肺炎并没有特效治疗方法，为什么医患关系更加和谐？
2. 方舱医院里发生的一幕幕温暖的故事，如何延续下去？

1. 你认为医患沟通是指谁和谁之间的沟通？
2. 你认为医患沟通的质量和哪些因素有关？
3. 你认为医患沟通和日常生活中的沟通差别是什么？

世界医学教育联合会在 1989 年日本福冈宣言中指出："所有医生必须学会交流和处理人际关系的技能。缺少共鸣（同情）应该看作与缺乏技能一样，是无能力的表现。"医患沟通是临床实践的核心之一。接诊、诊断、鉴别诊断、治疗、预后、会诊等所有的临床环节，都需要通过沟通完成。每一位医生的职业生涯中都要进行不计其数次的沟通。交流与沟通能力是医生必须具备的基本技能之一。只有医学科学的知识和专业技能，缺乏沟通技能，不能成为好医生。即使是有经验的医生，也需要不断学习和提高自己的沟通水平和沟通效能。

第一节　医患沟通概述

一、沟通

（一）沟通的含义

沟通（communication）是人社会属性的体现，是人们分享信息、思想和情感的过程。这种过程不仅包含口头语言和书面语言，也包含形体语言、个人的习惯和物质环境等赋予信息含义的任何东西。沟通不但使双方能相互影响，还能建立起一定的关系。

"沟通"的含义：人际间通过全方位信息交流，建立共识、分享利益并发展关系的过程。沟通，不是通常说的"交流"，也不是单纯的"技巧"，其核心内涵是人与人相互理解、相互信任。

（二）沟通的要素

一次完整的沟通，基本要素包括信息发出者、信息背景、信息、信息传递途径、信息接收者和反馈共 6 个要素。

（1）信息发出者　是指发出信息的人，也称信息源。例如，患者向医生询问自己的病情，此时，患者是信息的发出者。当医生想要对患者的病情进行鉴别诊断而进行问诊时，医生是信息的发出者。

（2）信息背景　是指沟通发生当时的场所和环境，包括地点、时间、氛围，沟通者的个人特征（沟通者的经历、当时的情绪、知识水平和文化因素等）也应属于沟通信息背景的范围。例如，医疗工作中门诊的诊室、住院处的病房、医患沟通办公室，都是沟通的地点。而患者的病情、年龄、对疾病的认知程度等背景信息都可能影响医患之间沟通的质量。

（3）信息　是指信息发出者意图传达的思想、情感、意见和观点等，它包含由语言和非语言方式传递的全部内容。例如，患者的诊断、治疗方法、潜在的风险、可能出现的并发症等。

（4）信息传递途径　是指信息传递的手段，如口头语言、体态语言和书面语言、身体接触和触摸等，还包括报纸、电台、电视、电话、网络等传播媒介。现阶段，随着网络的发达，网络相关的传播媒介大大增加了信息传播的速度和覆盖面。

（5）信息接收者　是指信息传递的对象。可以理解为信息发出者的沟通对象。

（6）反馈　是指信息接收者经自己的反应以后，将所要表达的内容反馈给信息发出者的过程。

（三）沟通的分类

沟通的形式多种多样，可以从不同的角度或根据不同的标准进行分类。

1. 按信息沟通渠道分类

（1）正式沟通（formal communication） 是指组织中依据规章制度明文规定的原则和渠道进行的沟通。例如，医院之间的公函来往，医院内部的文件传达、发布指示、指示汇报、会议制度、书面报告等。

（2）非正式沟通（informal communication） 非正式沟通是指在组织正式信息渠道之外进行的信息交流。当正式沟通渠道不畅通时，非正式沟通就会起到十分关键的作用。与正式沟通相比，非正式沟通的信息传递速度更快、范围更广，但准确性比较低，有时候会对正式沟通产生很大的负面影响。例如，在 2020 年的新冠肺炎的病情中，微信、博客、论坛中有一些消息不够准确，造成了公众不必要的误解和恐慌。

2. 按信息的流向分类

（1）下行沟通（Downward Communication） 指资讯的流动是由组织层次的较高处流向较低处，通常下行沟通的目的是控制、指示、激励及评估。例如，医院制定的规章、制度、文件，通过电子或纸质的方式传递给院内的员工。

（2）上行沟通（upward communication） 是指下级向上级报告工作情况，提出建议、意见，或表达自己的意愿等。上行沟通是领导者了解和掌握组织和团体全面情况的重要途径。良好的上行沟通可使领导者掌握真实的情况从而做出符合实际的决策。例如，意见箱、座谈会、家访、谈心、定期汇报等。

（3）水平沟通 没有上下级关系的部门之间的沟通。水平沟通的特点是复杂程度高，往往不受当事人的控制。例如，患者之间的沟通。

3. 按信息传递方式分类

（1）单向沟通（unilateral communication） 是指信息发送者只发送信息，接收者只接纳信息的沟通。如上级向下级发布命令、指示，做报告，发表演说等。例如，诊室门外的宣传栏，可以通公告的形式对患者宣传一些科普知识。

（2）双向沟通（two-way communication） 双向沟通是个人或社会组织与公众经常交换意见，其中包括同组织内部或外部的公众之间沟通思想和感情。双向沟通中的反馈，可以作为调整、改善的依据。例如，医生在和患者讲明注意事项以后，患者有不明白的地方进一步询问，最终可以让患者明白医生的要求。双向沟通在医患沟通中非常重要，可减少医患之间的误解，有助于减少医患纠纷。

4. 按信息沟通媒介分类

（1）语言沟通（verbal Communication） 是指以语词符号为载体实现的沟通，

主要包括口头沟通、书面沟通和电子沟通等。例如，医生的问诊过程。

（2）非语言沟通（nonverbal communication） 指的是使用除语言符号以外的各种符号系统，包括形体语言、副语言、空间利用以及沟通环境等进行沟通。例如，医生给患者进行触诊等体格检查过程。

视频 1-1　导学

二、医患沟通

（一）医患沟通的概念

由于中国与西方国家在文化、法律、经济及医疗制度与管理等方面存在较大的差别，特别是在中国当代经济社会环境下，我国医患沟通的内涵与国外有不同之处。

"医"：狭义上指医疗机构中的医务人员；广义上指全体医务工作者、卫生管理人员及医疗卫生机构，还包括医学教育工作者。"患"：狭义上指患者和家属及相关利益人；广义上是指除"医"以外的社会人群。在我国社会环境下，医疗机构处理医患矛盾时不仅需要面对患者，还常常要面对社会舆论，因此，广义的患者概念更有利于医患关系和谐。

医患沟通的含义：在医疗卫生和保健工作中，医患双方围绕诊疗、服务、健康及心理和社会等相关因素，以患者为中心，以医方为主导，将医学与人文相结合，通过医患双方各自特征的全方位信息的多途径交流，使医患双方形成共识并建立信任合作关系，指引医护人员为患者提供优质的医疗服务，达到维护健康、促进医学发展的目的。医患沟通不仅是长久以来医疗卫生领域中的重要实践活动，而且是当代经济社会发展过程中突显出来的医学学术范畴。

由于"医"和"患"都有狭义与广义的区分，因此，医患沟通也有狭义与广义的内涵。狭义的医患沟通，是指医疗机构医务人员在日常诊疗过程中，与患者和家属就诊疗、服务、健康及心理和社会相关因素，主要以医疗服务的方式进行沟通交流，它构成了单纯医学科技与医疗综合服务实践中的基础环节，发生在所有医疗机构每次医疗服务活动中，是医患沟通活动的主要构成。它的重要价值在于科学地指引诊疗患者伤病，并提高医疗卫生服务整体水平，使患者和社会满意。广义的医患沟通，是指医学和医疗卫生行业人员，主要围绕医疗卫生和健康服务的法律法规、政策制度、伦理道德、医疗技术与服务规范、医学人才标准和方案等方面内容，以非诊疗服务的各种方式与社会各界进行的沟通交流，如制定新的医疗卫生政策、修订医疗技术与服务规范和标准、公开处理个案、健康教育等。它是在狭义医患沟通的基础上衍生出来的医患沟通，由许多未处理好且社会影响较大的医患沟通（关系）个案所引发，广义的医患沟通产生的社会效益和现实意义是巨大且长久的，它不仅有利于医患双方个体的信任、合作及关系融洽，更重要的是它能推动医学发展和社会进步。

（二）医患沟通的层次

医生不仅要有精湛的医术，而且要学会怎么与患者沟通及交流。实际上，一个真正有成就的医生，都很善于与患者交流。有效的沟通与交流包括三个层面。

1. 情感层面交流

面对患者和家属有关疾病的痛苦诉说，作为医生一定要带着同理心倾听。这是建立良好医患关系的前提。每一个患者就医都有自己的期望，需要表达情感、态度、患病后的体验、情绪及个人生活中的感受。这些情感往往会带到医患沟通中来，医生能理解和感受患者的情绪对患者就是一种医疗关怀。诊疗过程中，患者对疾病治疗的体验也是医患情感交流的一部分。有治愈的喜悦和感激，也有疗效不佳的焦虑，甚至绝望。

2. 文化层面交流

在处理病情时，医生应当意识到自己与患者在文化及社会情景方面的差异性，这能帮助医生获得更好的治疗效果。医生用符合患者文化背景和认知水平的语言和通俗的比喻，让复杂的医学术语浅显易懂，使患者对治疗更有信心。如疼痛症状，患者对疼痛症状的理解可能与医生不一致，这种差异除了医学知识不对等外，还有文化的差异。

3. 知识层面交流

患者总是希望从医生那里得到对自己健康有益的医学专业知识的指导，这就需要医生在知识层面与患者交流。医生在接受长程训练和教育中，学习了很多的专业技术知识，无论在专业知识方面还是在社会知识方面，与没受过医学教育的患者相比，一般来说有较大的差距。一个成功的医生，能够克服这个差距带来的问题，通过生动通俗的语言和交流，将专业知识传递给患者，帮助患者理解自己的疾病及诊疗过程，配合治疗，最后得到康复，这也是全球医学教育所要求的医生的基本能力之一——"教育患者的能力"。

医生的沟通如果包含了以上三个层面，可以给予患者最大程度上的心理支持与满足。反之，医生可能让患者没有安全感、信任感。

三、医患沟通的功能

医患沟通之所以重要是因为医患沟通与医疗服务的各个环节紧密相关，也是高质量医疗服务的基本技能和条件。医患沟通的功能体现在以下几点。

（一）建立良好的医患关系

沟通技巧是建立良好医患关系的基础，通过沟通可以与不同年龄的患者、不同病种的患者、不同文化背景的患者、不同身份和社会阶层的患者建立良好的医患关系，得到患者的信任，建立治疗联盟，这是治疗的基础。我们生活中的关系也是从沟通开始建立起来的。

（二）提高患者治疗依从性

依从性是指患者认可、接受并执行医生为其制定的诊疗方案的行为。良好的沟通可提高患者的依从性，良好的依从性是有效治疗的前提。例如，同一个患者，同一个疾病，看了几个医生，每个医生开的药，患者都是服用几天就停了，结果病不但不见好转，反而加重。通过沟通发现，患者个性爱着急，吃了药没有很快显效就判定对自己无效，然后再更换医生和药物。对患者详细解释疾病的治疗周期及药物的起效时限，患者理解了治疗机制，开始配合治疗而得以治愈。提升患者的依从性，才能保证治疗的顺利进行。

（三）获得完整准确的病史资料

良好的沟通可以促进医患之间的信任，患者才能对医生毫无保留地提供病史，这对正确的诊断十分重要。良好的沟通，能促进患者理解各项检查的必要性和意义，配合各种诊疗活动，完成必要的检查。尤其是涉及患者隐私的科室，例如妇科，如果患者不信任医生，很难提供翔实的病史资料。

（四）制定正确的治疗方案

医生提供的治疗方案与患者期望的治疗方案不一定一致。患者出于焦虑、紧张，可能对治疗有恐惧感。例如，一位产妇在产前因担心疼痛，要求进行剖宫产，医生详细讲解产妇目前的身体条件及胎儿状况适合自然分娩，并告知自然分娩对产妇和胎儿的益处。最终产妇顺利娩出胎儿，避免了过度医疗。

（五）告知预后

每一位患者都希望自己的病痊愈，然而，有的疾病因多种因素难以达到痊愈，甚至会留下残疾，不能恢复到患病前的生活质量。通过良好的医患沟通，让患者理解，并对未来的健康和生活有全方位的准备，接纳疾病的预后。

（六）诊疗费用的合理支付

患者对治疗费用总是十分关注，特别是有些疾病，如癌症、慢性重症疾病、复杂手术等，往往需要高昂的费用，而且即便花了这些费用也不一定能获得痊愈。这也需要与患者进行良好沟通，使患者在考虑自己支付能力的基础上，选择可以接受的治疗方案。

（七）化解医疗纠纷

有统计发现，在医患纠纷中，有百分之八十与医患沟通不良有关。可见良好的医患沟通是促进信任、诚信、理解、尊重，缓解医患矛盾和化解医疗纠纷的重要环节。

（八）提供对患者的人文关怀

医疗服务的对象不是被修理的机器，而是有尊严、有人格的人。疾病常常使患者面临应激和痛苦。医患沟通除了围绕医学技术服务以外，还有重要的心理和人文关怀的服务。包括对患者的理解、鼓励、情感支持，提供希望和信心，这些心理和人文的支持与关怀，反过来又影响患者的就医行为，促进疾病的良好转归。即便在医学技术上没办法的时候，良好的沟通也会让患者感受关爱、维护着患者的尊严。

（九）健康指导

良好的沟通可以帮助患者了解自己为什么患此疾病，可能的病因是什么，如何防止病情的发展或促进康复。用患者能理解和接受的方式给予健康指导，可以提高患者的满意度。

视频 1-2　医患沟通的必要性

▼ 第二节　医患沟通的学科性质

医患沟通是研究医务工作者与患者之间如何互相理解、信任、合作以共同克服疾病，并维护身心健康的一门交叉性、应用性的新学科。它的理论知识来源于两大方面：一是生物医学、临床医学等医学相关学科；二是人文社会科学，如心理学、伦理学、法学等。医患沟通是综合医学科技和人文社会科学的实践，形成具有自然科学和社会科学双重性质的应用型学科。医患沟通不仅是在生物医学层面，更多是心理、社会、经济、法律等层面上的沟通。因此，医患沟通自然就成为现代医学的重要组成部分，生物医学与人文社会科学的有机融合则是时代发展的必然。

一、医患沟通与相关学科关系

医患沟通是探究现代医学模式的一门新的应用型交叉学科，所以它需要理论支持，特别需要人文社会科学中成熟的学科支撑、交叉与融合。

（一）医患沟通与哲学

哲学研究的是人们对整个世界（包括自然界、社会和人类思维）的总的看法和观点，即世界观。马克思主义关于唯物辩证法的理论为医学中的医与患、人与社会、人与自然、人与医学的辩证关系奠定了总思维模式。历史唯物主义的根本观点"物质资料生产方式是社会发展的决定力量以及经济基础和上层建筑的关系理论"，则在哲学的高度，诠释了社会大转型时期医患关系变化的根本原因以及新型医患关系的发展方向，为医患沟通确立了理论基石。

（二）医患沟通与医学

现代医学是维护人类身心健康、提高生存质量、延长生命时间的科学体系与实践活动。医学中的基础医学、临床医学、预防医学、口腔医学、护理学、康复医学等学科都是从不同的角度来具体探索研究这些规律。医患沟通是医学的一部分，完全遵循医学的目的、原则及理论，只是它以医患双方全方位信息的沟通为视角和方法来促进医学目的的实现。它更加注重将心理和社会因素与生物医学中自然科学部分的结合，成为积极有效的手段与方法，推动现代医学诊治伤病和维护健康的进程。

（三）医患沟通与伦理学

伦理学研究的是社会道德原则与规范，医学伦理学将伦理学的基本原则和方法应用到医学领域中，并注重研究医患角色行为的权利和义务，研究医患人际沟通的行为准则。因此，医患沟通在调整和改善医患关系中都必须遵循医学伦理学的基本原则和规范。另外，医患沟通又从现实出发，用发展和辩证的思维来应用医学伦理学。

（四）医患沟通与心理学

心理学研究的是人的认知、情感、意志等心理过程和能力、性格等心理特征的规律。医学心理学主要研究人类健康与疾病相互转化过程中的心理现象及其规律；社会心理学主要研究人类社会现实和人际关系对心理影响的规律。不论是心理学还是它的分支医学心理学和社会心理学，其主要理论都是医患沟通中的骨架理论和应用依据。

（五）医患沟通与法学

法学研究的是国家与社会的法律和法规的形成、发展、变化的规律。现代社会进入了法制阶段，法律在调整人际关系中所起的作用越来越大。医患沟通以法律的精神和民法的基本原则以及《侵权责任法》《医疗事故处理条例》《执业医师法》等有关卫生法律和法规为重要理论依据，强调依法行医、依法沟通、依法经营，并突出医学法学为处理好医患关系和医患纠纷的重要手段。

（六）医患沟通与人际关系学

人际关系学研究的是影响人际关系的主观和客观因素以及改善人际交往、建立人际沟通等规律，尤其是人际沟通的原理，也是医患沟通的骨架理论，医患沟通将普通的人际沟通原理与以上相关学科有机融合，来解决现在人际关系中更为复杂的医患关系。

（七）医患沟通与管理学

管理学是研究现代社会如何通过合理地组织和配置人、财、物等因素，提高生产力的水平。其中核心理论之一是人本原理，即人是管理活动的核心，应在尊重人的思想、感情和需要的基础上，充分发挥人的主动性、创造性和积极性。在管理学原理的指导下，医患沟通要研究如何使医务人员理解、尊重、同情患者，积极有效地协调管理患者的就医行为，提高医患沟通的效果，更好地发挥医疗服务中医患双方合作的作用。卫生和医院管理学是医患沟通特别需要的管理理论。

（八）医患沟通与社会医学

社会医学是研究社会因素与健康、疾病之间相互联系及其规律的一门学科。它其中的主要理论：医学模式、社会因素与健康、卫生服务的需要与利用等，是医患沟通所要探索并实践的重要内容。社会医学提出了人类在医学与社会相矛盾的许多问题和解决的基本策略，医患沟通则是以此为导向和靶点，研究如何具体解决这些问题。

二、医学教育中的医患沟通

（一）医学教育标准与医患沟通

国际医学教育专门委员会（IME）、世界医学教育联合会（WFME）、世界卫生组织西太平洋地区办事处（WHO西太区），三个国际医学教育组织在21世纪初制定了各自的医学教育国际标准，都将人际沟通能力列为医学生的基本能力之一。如IME制定的《全球医学教育最低基本要求》的七个能力领域（60条标准）中，特别突显了毕业生的医患沟通能力，在"沟通技能"领域中专门有9条标准，而且在"职业价值、态度、行为和伦理""医学科学基础知识""临床技能""群体健康和卫生系统"及"批判性思维和研究"等五个能力领域中都有涉及医患沟通的具体标准。如"医学科学基础知识"中的"在急、慢性疾病防治，康复和临终关怀中，恰当地使用药物的、手术的、心理的、社会的各种干预措施"。"临床技能"中的"对患者的健康问题进行评价和分析，并指导患者重视生理、心理、社会和文化的各种影响健康的因素"等。WHO西太区的"本科医学教育质量保障指南"中的知识目标、技能目标、态度目标中都涉及人际沟通能力的培养。此外，在20世纪80年代，西方发达国家如美国、英国、德国及加拿大等国医学教育界在培养医学生与患者的沟通能力上已经先行一步。

2008年，根据国际医学教育标准，结合本国实际，我国教育部和卫生部颁布了《本科医学教育标准——临床医学专业（试行）》，分别在思想道德与职业素质目标、知识目标和技能目标中规定了医患和人际沟通的具体要求。在2010年的全国执业医师考试中，增加了职业素养内容，人际沟通能力作为医生的基本素质之一显得越来越重要。

（二）国内医患沟通教育进展

2000年，教育部首次在我国医学教育课程体系中增设了医学沟通学课程。2002年以前，我国医学教育中几乎没有院校开设医患沟通课程，个别院校开设了"临床交流技巧"类的讲座。2003年开始，南京医科大学、江苏大学医学院、北京大学医学部、哈尔滨医科大学及浙江大学医学院等院校开设了医患沟通的必修课或选修课。据不完全统计，国内已有过百家医学院校开设医患沟通类课程。经过十余年的医患沟通教学，我国医学教育已初步形成了一支由医院临床教师与大学人文社会学科教师相结合的医患沟通课程的师资队伍，并开始形成临床教师言传身教、学生亲身感受、师生互动研讨的医患沟通课程教学模式。此外，在一些医学院校毕业生临床实践技能考核中也增加了医患沟通能力的考核。从2010年开始的全国高等医学院校大学生临床技能竞赛中，已经将医患沟通技能融入操作技能中。

▼ 第三节　医患沟通的内容

人们对疾病的认识是随历史和科学研究的发展而变化的。医患沟通的内容也随着医学模式的转变而不断发生变化。

一、医学模式的转变

所谓医学模式，是指医学的主导思想，包括疾病观、健康观等，并影响医学工作的思维及行为方式，使之带有一定倾向性，也影响医学工作的结果。

（一）生物医学模式

现代西方医学是自然科学冲破中世纪宗教黑暗统治以后发展起来的，随着西方近代自然科学的飞速发展，医学家不断运用物理的和化学的研究手段，探索人体的奥秘，从整体到系统、器官，直至现今的分子水平，并将研究成果应用于医学临床和疾病的预防。在这一时期，医学界主要采用自然科学的"实证加推理"的认识论和方法论来认识疾病和健康，因此，医疗活动也往往反映出明显的生物科学属性，故有人将其称为生物医学模式。

由于人类疾病在较早的历史时期主要是生物因素所导致的，而且给人类留下了深刻的影响，如历史上的鼠疫、黄热病等，20世纪初世界上大多数国家的主要死亡原因还是传染病；而此后的几十年里，生物医学得到快速发展，逐渐认识到传染病是由生物病原体导致的，同时抗生素的发明和广泛使用，大多数国家传染病死亡率逐渐下降，使长期危害人类健康的传染病得到控制。因此，生物医学为人类健康水平的提高做出了历史性贡献。目前，生物医学技术还在不断地发展，比如器官移植、基因工程等，并将进一步为提高人类健康水平做出贡献。但是生物医学模式也存在某些缺陷，主要是其坚持的身心二元论和自然科学的分析还原论所带来的负面影响。因为生物医学在认识论上往往倾向于将人看成是生物的人，忽视人的社会属性。在实际工作中，只重视局部器官，忽略人的整体系统；重视躯体因素，而不重视心理和社会因素；在医学科学研究中较多地着眼于生物活动过程，较少注意行为和心理过程，忽视心理社会因素对健康的重要作用。正如1977年G. L. Engel在《科学》杂志上发表的"需要一种新的医学模式——对生物医学的挑战"一文中形象地指出，经典的西方医学将人体看成一架机器，疾病被看成是机器的故障，医生的工作则是对机器的维修。

在生物医学模式的影响下，医患沟通的主要内容聚焦于疾病的诊治过程，对患者的心理体验和人文关怀涉及甚少。

（二）生物-心理-社会医学模式

20世纪70年代，医学界曾发起有关生物医学模式必须转变的大讨论，提出必须建立一种新的生物-心理-社会医学模式。主要涉及以下几个方面。

（1）随着生物因素疾病如传染病得到控制，人类死亡谱的结构已发生根本变化，恶性肿瘤、心脑血管病、意外死亡等取代传染病成为人类主要死亡原因。

（2）这些致死性疾病与吸烟、饮酒、滥用药物、过量饮食与肥胖、运动不足和对社会压力的不良反应等生活方式或行为方式有关，心理社会因素则是上述各种行为问题直接或间接的原因。

（3）现代社会的发展，使生活节奏加快，知识更新加速，社会竞争加剧，这些都对人类的内部适应能力提出了挑战，如何保持健全的心理状态，如何调节不良情绪成为现代人面临的主要问题。

（4）通过几十年的深入研究，人们对心理社会因素与健康和疾病的关系已有较深入的了解。许多实验和临床证据也证明，心理活动的操作和调节对维持健康具有不可忽视的作用。

（5）随着人类物质文明的发展，人们对身心舒适的要求不断提高，迫切需要医生在解决其身体疾病造成的直接痛苦的同时，也帮助他们减轻精神上的痛苦。

上述种种分析表明，原来的生物医学模式已不足以说明人类健康和疾病的全部本质；疾病的治疗也不能单凭药物或手术；人们对于健康的要求已不再停留在身体上的无病，而是追求身心的舒适和协调。因此，医学模式的转变已是不可避免的。所以，G. L. Engel 认为生物-心理-社会医学模式是一种系统论和整体观的医学模式，它要求医学把人看成是一个多层次的、完整的连续体，也就是在健康和疾病的问题上，要同时考虑生物的、心理和行为的以及社会的各种因素的综合作用。

生物-心理-社会医学模式下的医患沟通，不仅仅聚焦疾病的诊治，而是从患者的心理体验、人文关怀角度来和患者交流。例如，当患者生病后失去治疗的信心，医务人员通过沟通安慰患者情绪，解释疾病的治疗过程，最终帮助患者树立康复的信心，提升生命质量。

二、医患沟通的研究内容

医患沟通主要以医学专业和多门人文社会学科及相关边缘学科的基本理论为指导，研究现代医学与现代医患关系的客观实际和变化规律。

（一）医患沟通在医学中的地位和作用

医患沟通首先应研究医患双方的信息沟通在生物医学特别在临床医学、口腔医学、护理学、保健医学、康复医学等分科地位和应发挥的积极作用，要确立医患沟通在医学发展和进步中的价值与意义，要重点研究医患沟通对促进现代医学模式的作用。

（二）现代医患关系的状况及成因

医患沟通还要厘清现代医患关系在政治、经济、法律、卫生政策、文化、教育、社会心理、行为生活方式等背景下不同的实际情况，要透过现象看本质，把握医患关系中各因素的内在联系，尤其应抓住主要矛盾的主要方面，这样才能从医患沟通的层面有的放矢地解决医患矛盾中的根本问题。

（三）医患沟通的一般规律

在明确医患关系的基础上，应全面地找出阻碍医患沟通的各种原因并加以细致分析，用多种研究方法来总结出医患沟通的一般原理，形成医患双方共享利益的双赢规律，用来指导医患沟通的各类实践。

（四）医患沟通的分类（科）规律

临床工作中，医务人员会发现，不同的疾病、不同的性别和年龄的患者等在医患沟通中都会有其特殊性，就如医生诊治同一种疾病，对不同的患者会采用不同的治疗方案一样。从一定意义上说，医患沟通就是一种特殊的整体治疗方案。因此，在医患沟通一般规律的指导下，医务人员和卫生管理人员需特别注意从实践中探索新方法，总结新经验，形成经验型的知识在医疗卫生服务的技术层面上真正实现生物-心理-社会医学模式。

三、医患沟通的基本任务

（一）确立新理念

将医学科技与人文言行结合，确立医患沟通在现代医学中的重要地位和积极作用。要从经济发展和社会进步的现实出发，站在人类共同利益的高度，转变传统生物医学的思维方式，树立生物-心理-社会医学模式，培养新的医患关系理念，形成医患和谐相处、诚信沟通的心灵桥梁。

（二）构建新机制

医患沟通要从法律、政策、医疗卫生服务管理机制和医疗技术规范制度的层面上营造出医方与患者相互理解、信任与合作的人文环境，形成医患理性沟通的长久性基础构架。

（三）实现新模式

医患沟通要根据不同疾病和不同个体，在医疗卫生服务工作中，渗入各有特色的人性关爱服务方式，形成临床上医患沟通的操作平台，实现比较科学、规范、统一的生物-心理-社会医学模式。

（四）培养新人才

医患沟通要为医学教育（包括继续医学教育）适应现代医学模式的实现，充填必需的教学内容，更新医学人才培养模式，培养出具有人文精神的优秀医疗卫生人才。也要提高现今工作在一线的医务人员的人文素质和沟通能力。

四、医患沟通的基本原则

（一）以人为本

视频 1-3 医患沟通的内容

社会的发展和变化，使人们对医疗卫生服务的实际需求和价值观发生了巨大的变化。人们对健康的需求越来越全面与专业，就医需求渐渐从单纯的生理需求向生理、心理、社会综合型需求转变，对医疗服务的人性化需求日益增加。人们不仅仅需要医疗技术服务，更需要人文关怀。因此，医患沟通也要从以"疾病为中心""以患者为中心"向"以人为中心"转变。和患者之间的交流不应仅仅局限于如何治疗疾病，而是从人的需求出发。例如，仅仅针对疾病诊断的告知很简单。但在告知过程中，考虑到患者的心理反应，尊重患者的想法，为患者提供力所能及的安慰，这些都是以人为中心的体现。作为医务工作者，在和患者沟通中首先要有"以人为中心"的根本指导思想，才能做到在具体技巧、细节上给予患者人文关怀，满足患者的需求，最终达成预期的沟通效果。

（二）诚信原则

诚信是一个国家赖以生存和发展的基石，也是人际关系形成与发展的核心。待人真诚、言而有信的个人品质有利于良好人际关系的建立、维系和发展。而虚伪狡诈、言而无信的个人品质会严重阻碍人际关系的建立和融洽。医患关系，关系到患者最为重要的健康和生命，更要遵守诚信至上的原则。它决定着患者能否与医务人员很好地配合。医务人员对待患者要做到内心真诚守信，不能随意承诺患者，一旦承诺就要尽力做到。这样才能获得患者的信任。当然诚信并不代表所有的内容都要实话实说，一五一十地告知患者。例如，在告知坏消息时，如果患者的预期寿命只有三个月，但患者本人承受能力非常差，情绪状态也非常差。如果此时医务人员说"只有三个月可以活了"，患者可能承受不了。此时，医务人员要通过沟通技巧进行委婉表达。

（三）平等原则

患者在没有生病的时候，和医生一样，都是社会中的一员。医患双方只是在医疗情景下承担的角色不同，关系应该是平等的。但由于医疗卫生服务的高度专业性和技术性，在医疗服务的医方和患方之间存在掌握信息量的不对称。这种不对称主要表现在作为医务人员对于患者病情、诊疗手段等各种医疗信息上占绝对优势，而患者由于缺乏相关医学知识的了解，倾向于对医务人员持服从态度。因此，医务人员在沟通中要主动去构建平等的医患关系，例如尊重患者对诊治的要求和意见。这不仅能使医患关系融洽，更有利于调动患者的积极性，达成医患并肩作战的效果。

（四）整体原则

随着医疗科技的发展，临床分科越来越精细。例如，以内科为例，分为呼吸内科、消化内科、心血管内科、血液内科、肾内科、内分泌科等不同科室。近年来，随着微观医学的迅猛发展，出现了更细的科室，例如消化内科分为胃肠科、肝病科、肛肠科等。医学分科促进了医学的发展和医疗水平的提升，但也存在一些不利现象。例如，我国已步入老龄化社会，中老年患者人数逐年增加，他们常常同时存在多系统疾病，许多复杂、疑难的疾病同时涉及多个专业、多个问题，患者常常需要多个科室就诊。因此，在医患沟通中，医务人员尤其要注意从整体上诊治患者，而不是仅考虑自己科室的系统或器官疾病，避免给患者身心带来不必要的痛苦。

此外，随着社会的竞争日渐激烈，人们工作、学习、生活节奏不断加快，紧张程度越来越高，人们的心理社会问题、心理障碍日趋突出，临床各科疾病中涉及的心理因素也越来越多。医生在对疾病进行诊断、治疗时，除了要考虑生物学因素外，还要考虑心理、社会诸多因素的作用，不但要考虑人的自然属性，还要考虑人的社会属性，要把患者看成是身心统一的社会成员，在进行医患沟通时，要从整体层次进行沟通，对患者情况全面了解。应积极引导与鼓励患者全面客观地描述其症状与感受，同时如实告知疾病带来的其他影响，以便双方全面沟通，从而提供更全面、整体的医疗服务。

（五）换位思考原则

换位思考是指设身处地地为他人着想，要求我们将自己的内心世界，如情感体验、思维方式等与对方联系起来，站在对方的立场上体验和思考问题，从而与对方在情感上得到沟通，为增进理解奠定基础。换位思考有助于医患双方相互理解。从医生的角度，由于职业的原因，对患者的很多症状会不由自主地先入为主，容易习以为常，这样就很难理解患者的体验。仅仅是完成本职工作，不会看到患者的心理需求，也不会涉及深层次的交流内容。从患者的角度，由于疾病带来的痛苦和治疗心切，容易忽略医生的工作负荷和工作强度。医务人员在与患者沟通时，可以多问自己"如果我是患者，我会怎样"，有助于真正做到设身处地地从患者角度出发。

（六）保密原则

患者隐私权，指在医疗活动中患者拥有的保护自身的隐私部位、病史、身体缺陷、特殊经历、遭受等隐私，不受任何形式的外来侵犯的权利。这种隐私权的内容除了患者的病情之外，还包括患者在就诊过程中只向医师公开的、不愿意让他人知道的个人信息、私人活动以及其他缺陷或者隐情。医患沟通过程中，医务人员要做到尊重患者的隐私权，注意保护患者的隐私。

（七）反馈原则

反馈是指信息发出者所发出的信息到信息接收者以后，接收者通过某种方式将收到的信息反馈给信息发出者，使传递的信息得以证实和澄清。医患沟通是一个双向沟通的过程，医务人员要把所理解的内容及时反馈给患者，同时也可以邀请患者给予反馈，以保证信息传递的准确。

（八）共同参与原则

诊疗活动的全过程需要医患双方的全程参与和良好沟通。医务人员要用心倾听患者的意见，让患者参与决策，通过询问患者情况做出对问题的判断与解释，并告知患者诊断结果和处理计划和干预措施，患者对医生的处置和计划等有不清楚或不同意见均可与医生交流。此外，与患者家属保持良好的沟通，了解患者的家庭、生活情况，对医务人员全面、准确地寻找出病因，并制定出有针对性和可行性的干预措施具有重要的价值。

❖ 课后反思

1. 谈谈你对生物-心理-社会现代医学模式的理解？
2. 医生如何掌握构建医患关系的主动权？
3. 对比医患沟通与日常生活中人际沟通的异同？

章节测试 1

第二章

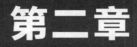

医患沟通的心理学基础

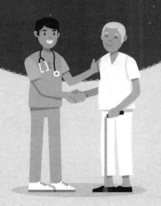

患者李大爷腿部麻木 4 年，开始只是走路久了会麻，但是现在连站立都困难，门诊医生进行了多项体格检查以及影像学检查，但没有明确诊断，安排入院进一步诊治。入院后李大爷十分不配合检查，觉得门诊检查过了，还是没有结果。尤其是肌电图检查，李大爷拒绝检查，原因是检查费用较高，以前做过肌电图，做完后腿部疼痛严重，当时也没检查出什么问题。医生反复劝说无效。

第二天，另一位医生查房，先是问候李大爷病情，倾听了李大爷不愿意做检查的原因和顾虑。之后耐心和李大爷沟通，告知肌电图检查不会对身体有什么副作用，疼痛也只是暂时的，但对疾病的诊断有很大的帮助，可以排除很多其他疾病，虽然一年前做过，但疾病也有演变的过程，过去的检查结果也许已经不适用于现在。后来，李大爷不但做了肌电图检查，其他检查也变得十分配合。

❀ 案例思考 ••

1. 李大爷态度转变的原因是什么？

2. 如果遇到不配合的患者你会怎么办？

❀ 课前思考 ••

1. 患者和健康人的心理反应有何不同？

2. 患病对人的心理会产生怎样的影响？这种影响如何影响医患关系？

3. 医生在执业过程中，心理体验容易受哪些因素影响？这些影响对医患关系的影响有哪些？

医患沟通是医患双方基于医疗服务而建立起来的特殊的人际沟通，医患关系是基于医疗的供求服务建立的特殊人际关系。从心理学的视角，患者因为健康或疾病引发的心理变化必然会影响患者在就医过程中的态度，从而影响医患之间的关系。因此，了解医患之间的不同心理活动特点，有助于更清楚地了解医患双方心理因素对沟通质量产生的影响。

▼ 第一节 医患关系

一、医患关系定义

医患关系（doctor-patient relationship）是指在医疗服务过程中客观形成的、与医患双方利益有密切关联的社会群体和个体之间的互动关系。医患关系有狭义和广义之分。狭义的医患关系是指医生与患者的关系；广义的医患关系是指医院一方和患者的关系，医生与患者及其家属、患者所在单位、团体和与患者治疗费用有关的机构的关系。通常我们所说的医患关系往往是指狭义的医患关系，但在实际工作中特别是发生医疗纠纷时，广义的医患关系对医疗纠纷的发生与处理有着重要的影响。患者的父母、配偶、子女、亲戚、同事甚至所在单位等第三方的介入往往会对医患关系形成多元的影响。

医患关系学是研究医患之间关系的本质和规律的科学，以参与医患关系的医务人员和患者及与患者有直接利害关系的人群为研究对象。医患关系学的研究重点是指导医患关系的构建，从而解决医患关系中存在的各种实际问题。这里所称的"医"是指医疗单位及医务工作者。医疗单位不仅包括各级各类医院、卫生院、疗养院和门诊部，还包括各种诊所、卫生所、医务所等。医务工作者也是个广义的概念，主要是指各级各科医生，其次是护士，还包括医疗单位的管理人员。医生的服务态度、医术水平、负责精神等方面是引起医疗纷的主要原因；护士负责治疗的具体操作和护理工作，护士的细致程度、操作水平等也是易导致医疗纠纷的原因；医疗单位的领导和管理者的领导能力、决策制定能力、管理能力等也是引起医疗纠纷的原因。这里所称的"患"是指接受诊疗的患者，还包括与患者就诊、就医密切关联的家属，甚至包括与患者利益相连的社会大众，因为当发生医疗纠纷时按法律的规定，患者可以委托家人、亲友、律师等充当代理人，所以后者是广义上的患方。

二、医患关系的特征和内容

（一）医患关系的特征

医患关系是医疗服务关系，也是一种特殊的人际关系，既有人际关系的所有共性，受人际关系因素的影响，也有其特殊的性质。医患关系之所以说是一种特殊的人际关系，是因为医务人员和患者在交往上有其特征性，表现为以下几个方面。

1. 密切相关性

医患关系具有明显的相互依赖性。作为特定的社会角色，没有疾病，就没有患者，就没有医生这样的社会职业。同样，没有医务人员的辛苦劳动，当生命出现问题而陷入险境时，生命的延续也是不可想象的。作为共抗病魔的战友，医患双方都无法离开对方而独立存在，双方具有密切相关性。

2. 积极交往性

与一般人际关系不同的是，医患之间的交往是由于患者出于维护、恢复自己身心健康的需要而主动建立起来的，医务人员在其中扮演了特定的社会角色。对患者而言，就医行为是一种积极、主动的求助行为。同时，出于职责，医务人员也会积极主动地进行临床诊疗。医患双方在活动中往往表现出交往的积极性。

3. 直接交往性

直接交往性是指医患之间进行的是面对面、不需要通过中介环节和媒介的交往，这种交往的直接性使得医患双方有条件进行直接有效地沟通、信息的交流和反馈。

4. 定向交往性

医患交往的对象和目的是明确而具体的。在具体的临床诊疗活动中每一个医务人员接待和诊疗的患者是特定的，双方交往的目的明确。医务人员是为了承担自己的医疗职责，帮助患者维护、恢复健康，从而实现自己的存在价值和经济利益；患者的目的则是为了获得医疗救助，重获身心健康。

5. 非个性交往性

医患之间的交往具有非个性交往的特点，每一方都有着自己特定的行为规范。医务人员在临床诊疗活动中代表的不是自己，而是一个特定的职业角色，作为一个职业角色，他们必须遵守特定的职业规范，有自己相应的权利和义务，所作所为应该尽可能少受个人情绪和个性的影响。

6. 交往适度性

由于医务人员和患者在临床诊疗活动中都是作为特定群体的代表而出现，其相互交往具有相当稳定的规范，因此具有适度交往的特点。医患之间的交流、沟通既不会太深入也不会点到为止，太深或太浅的交往关系都可能给医患关系的后续发展带来隐患。

（二）医患关系的内容

医患关系包含医疗技术关系和非医疗技术关系两方面内容。

医疗技术关系是指在实际医疗过程中医务人员按诊疗规范或技术规范提供给患者服务所形成的相互关系，医务人员按照规范实施医疗行为，而且间接规范患方在被实施医疗行为时应该遵守的配合行为。它对医疗效果起着重要的作用。非医疗技术关系是指在医疗过程中，医生与患者由于社会、心理、经济等方面的影响，形成的道德、利益、价值、法律、文化及人际等方面的关系，是医患关系中最基本、最重要的方面，在医疗过程中对医疗效果有着无形的作用。

三、医患关系的本质及模式

（一）医患关系的本质

关于医患关系的本质，人们有不同的观点。在市场经济不断发展、医疗改革未能完善的大背景下，医疗费用的支出直接与患者的个人利益挂钩，经济利益是连接医患之间的纽带，因此，医患关系被认为是一种经济关系。有很多患者认为，医患关系就是经济关系，是患者支付金钱来换取医生的服务。这种观点可能忽视医患关系中的人道主义性质，导致医患关系的异化。也有人认为，医患关系是一种信托关系，患者在求医的同时把自己的生命和健康交予了医方，将医生看作生命和健康的守护者，医方必须接受患者的托付，发挥人道主义精神，尽力实现患方的托付。目前的医疗体制还需要患者支付部分医疗费用，目前的医疗技术水平还不能满足人们的医疗要求，一旦医方不能使患者满意，患者就有可能怀疑医生是否恪守职责、是否有精湛的医疗技术、是否全心全意地为患者服务，从而引发医患纠纷。

医患关系的本质到底是什么呢？医疗服务关系本质上是医患法律关系。为什么这样说呢？在未经法律确认前，医患关系只是明确了医患主体的概貌、医疗服务中的基本服务及其产生的基本关系。当医者不具备相应医疗能力时，当双方为特定利益的界定发生冲突时，当一方主体权益受到对方的侵犯时，当双方为医患关系是否成立发生争执时，均无法判断对错以解决纠纷，以致运行中的医患关系极易被否定。当医患关系成为医患法律关系时，医疗服务关系以法律形式被确认和调整，基于法律事实形成法律上的权利和义务关系，从而明确规定了医疗服务关系的主体、客体、内容和成立条件，使医疗服务关系更为精致和实用。所以，医患关系的本质是医患法律关系。

将医患关系看成一种法律关系，注重患者和医务人员的独立性和地位平等性，强调双方的责任、权利及行为规范模式。任何超越法律允许范围的行为都要受到舆论的谴责及法律的制裁。一些高技术临床应用项目如性别鉴定、人工授精、器官移植等不仅直接涉及医患关系，还涉及法律问题，必须通过法律来调节。另外，由于医患关系的特性，患者在治疗和行为决策上很难做到独立和自愿，医生也没有自主选择治疗或者放弃治疗的权利，加上患者个体差异和患者情况可能随时发生变化，相关卫生法律的制定和修订及执行都面临较大的困难。目前还没有一部有关医患关系的专门法律，医疗服务方面的法律正在不断地完善和修订中。

（二）医患关系模式

根据患者的个体差异及所患疾病的性质，医患双方在医患关系中扮演的角色，以及在双方的交往活动中所发挥的作用不同，美国学者 Szasyt 和 Hollander 提出了医患关系的三种模式。

1. 主动-被动型

主动-被动型是一种受传统生物医学模式影响而建立的医患关系模式。这种医患关系的特点是"医生为患者做什么"，模式的原型是"父母-婴儿"。在医疗服务过程中，医生处于主动的、主导医疗的地位，而患者完全处于被动的、接受医疗的从属地位。所有的医疗活动，只要医生认为有必要，即可施加于患者，无需征得患者同意。这种模式过分强调了医生的权威性，忽视了患者的主观能动性。但这种医患关系的模式可适用于某些特殊患者，如意识严重障碍的患者、婴幼儿患者、危重或休克患者、智力严重低下患者及某些精神疾病患者。

2. 指导-合作型

这是一种主要以疾病治疗为指导思想而建立的医患关系。这种医患关系的特点是"医生告诉患者做什么和怎么做"，模式的原型是"父母-儿童"。在医疗服务过程中，医生的权威性在医患关系中仍然起主要作用，但患者可以向医生提供有关自己疾病的信息，也可以向医生提出自己对治疗的意见和观点。这种模式较主动-被动型医患关系前进了一步，允许患者参与到自己疾病的治疗过程中，尊重了患者的主观能动性。在这种模式下，医生起主导作用，患者积极配合。这是目前最常用的医患沟通模式，主要适用于急性患者的医疗过程。

3. 共同参与型

这是一种以生物-心理-社会医学模式为指导思想而建立的医患关系。这种医患关系的特点是"医生帮助患者自我恢复"，模式的原型是"成人-成人"。在医疗活动中，患者不仅是积极的合作者，而且能够积极主动地参与到自己疾病的治疗过程之中。这种模式的医患关系与前两种类型相比，更加重视尊重患者的自主权，给予患者充分的选择权。在该种模式下，医生为患者提供不同的治疗方案，每一种方案的利弊，但最终的选择权掌握在患者手里。医生帮助患者执行和实施患者选择的方案，有助于消除医患隔阂，减少冲突，建立真诚和相互信任的医患关系。这种模式适用于慢性疾病且具有一定知识的患者。患者疾病性质不同，病程的阶段不同，医患关系的模式可能会变化，只有医患关系的模式与患者的疾病性质病程相符合时，才能使患者得到优质的医疗服务。

在临床工作中，"共同参与型"医患沟通模式一般要经历以下步骤。

（1）描述问题　当患者向医生咨询时，医生应首先请患者自己来描述其存在的问题，如症状、情绪等。而医生的作用则主要是倾听和记录，为了鼓励患者或其家属做出详尽描述，医生在倾听时可以提出一些开放式的问题。如"你还有其他什么不舒服的地方吗?""你还想告诉我点什么吗?"如果医生需要对患者进行检查，还应当告诉患者检查的必要性、风险性、应注意的问题等，并要求患者做出反馈。

（2）形成可供选择的各种诊治方案　对于一种疾病往往不止一种诊治方案，医务人员应为患者提供尽可能多的方案。同时，诊治方案不应由医生单方面来确定，应让患者一起参与到诊治方案的制定过程之中，鼓励患者或其家属自己思考。例如，对医生提供的解决方案给予评价、补充或建议其他的诊治方案等。

（3）对可供选择的方案进行评价　当医患双方认为除了医生所列方案之外，再也没有其他的诊治方案时，医务人员应鼓励患者或其家属一起评价方案。分析每一个方案的优点是什么，缺点是什么，费用如何，危险多大，时间要求，是否需要将不同方案结合起来才是最好的方案，期待一个什么样的结果等。

（4）选定医患双方都能接受的方案　当对各种诊治方案进行了详尽分析之后，较为理想的方案就会清晰地呈现在患者和医务人员面前。医务人员应当首先请患者或其家属对各种方案进行挑选，而不应当把一个特定的方案强加给患者。如果出现分歧，可进一步说明、解释与沟通，直到达成双方一致。

（5）方案的实施　当选定具体的方案后，医务人员需要开诚布公地与患者讨论如果实施该种方案，患者的要求是什么。一般来说，"谁、什么时候、做什么"是落实计划时十分有用的框架。医患双方应当将各自的责任、任务以文字的形式记载下来。如患者答应做某些特定的检查、手术、药物等。

（6）评价方案的效果　此时和医患双方对上述内容进行评估，如患者可以向医师提问，如"我们怎样才能知道这种方案能不能解题""大概需要等多久才能见效""如果方案无效该怎么办"等。对此，医务人员应当给予积极的答复，并提供可操作的信息。如评判成功与失败的标准、成功的可能性、患者要找成功的证据可参考哪些资料、从哪种程度上讲方案起了作用等。

以上是共同参与型医患沟通模式的实施过程，它有助于增强患者的参与意识、提高诊治效果、减少医患冲突。但是，这可能需要花费较长的诊治时间。在我国目前就诊人次较多的现状下实施起来可能还有一定的难度，但医务人员应尽量向此方面努力。

▼　第二节　患者的心理及行为

一、患者的心理

（一）患者的心理需要

人们在健康时往往能够自己去主动满足各种需要，而患病后往往无法按照通常的方式去满足需要，而且因社会角色的变化还会产生新的需要。

1. 患病期间的生存需要

人们在身体健康时对饮食、呼吸、排泄、睡眠及躯体舒适等生存需要很容易被满足，患病后这些基本生存需要的满足则受到阻碍或威胁。不同种类的疾病及病情严重程度对生存需要的影响程度不一样。例如，糖尿病患者的饮食满足受到影响、骨折患者的运动需要受到影响。不仅直接影响生理功能，对情绪也有极大影响。患者最基本的生理需要还包括解除疾病痛苦和恢复身体健康。

2. 患病期间的安全需要

疾病本身就是对安全需要的威胁。患病时日常生活秩序受到干扰，患者会产生不安全感，丧失安全感常使患者害怕独处，唯恐发生意外，从而体验到深深的孤独，热切期盼亲人的呵护。

3. 社会联系和交往的需要

患者需要被关心和接纳。患病住院后与亲友分离，接触不同的检查与治疗，患者特别需要医护人员和亲人的关怀、同情和理解；同时，患者入院后改变了原来的生活规律和习惯，进入到一个陌生环境，需要尽快熟悉环境，被新的群体接纳，需要与病友沟通，在情感上被接纳。另外，患者需要社会联系和交往。除了与医护人员和病友交往，还需要与家庭成员沟通、与同事和朋友保持联系和交往。

4. 患病期间尊重的需要

疾病可能影响患者尊重需要的满足。患者常感到成为别人的负担或累赘，自信心降低，因而可能对尊重的需要会强于健康人。患者需要得到人格的尊重，需要保护隐私；另外，向患者提供与疾病有关的诊治信息及患者的知情同意，也体现了对患者的尊重。患者入院后在适应新环境中需要得到有关信息，包括了解住院生活制度、自己疾病的诊断和预后、治疗计划、手术效果以及如何配合治疗，主管医生和护士的技术水平等。了解这些信息会增强患者战胜疾病的信心，与医护人员更为合作，从而有利于治疗和康复。

5. 患病时的自我成就需要

患病时，最难以满足的就是自我成就的需要，主要表现在表达个性和发展个人的能力方面感到力不从心，成就感下降，特别是有些意外事故致残者，其自我成就需要受挫更严重。因此鼓励患者战胜病痛，对生活充满信心尤为重要。

患者的心理需要会以各种方式表现出来，若得不到满足可能会产生一些抵触行为。所以，医务人员应认识和了解患者的心理需要，从而有助于和患者沟通，建立和谐的医患关系。

（二）患者的心理特征

在患病状态下，患者可能会出现一些和健康人不同的心理反应。健康人的心理活动主要是适应生活，而患者的心理活动则更多地指向于自身与疾病。患者在患病期间主要有以下几种心理特征。

1. 患者的认知活动特征

（1）感知觉异常　由于疾病的反应和角色的变化，患者的注意力由外部世界转向自身的体验和感受，主观感觉异常、敏感性增强。患者对自然环境的变化，如声、光及温度等特别敏感，稍有声响就紧张不安；对躯体反应的感受性增高，尤其对自身的呼吸、血压、心跳、胃肠蠕动及体位等感觉都异常敏感，对症状的敏感性增强。由于主观感觉异常，患者还会出现时间知觉异常和空间知觉异常，有的患者甚至会出现味觉异常等表现。久病卧床者会出现空间知觉异常，躺在床上会感觉房间或床铺在摇晃等，个别患者还可能出现错觉和幻觉。

（2）记忆和思维能力受损　在记忆方面，患者存在着不同程度的记忆力异常。一些躯体疾病伴发明显的记忆减退，如某些脑器质性病变、慢性肾衰竭等。另外，患者的思维活动也受到一定的影响，判断能力下降，猜疑心理明显，也常常影响患者对客观事物的正确判断。

2. 患者的情绪特征

情绪不稳定是患病后普遍存在的情绪反应，患者变得易激惹。临床上患者常见的情绪问题有以下几种。

（1）焦虑　焦虑是个体感受到威胁或预期要发生不良后果时所产生的情绪体验。焦虑时常伴有明显的生理反应，主要表现为交感神经系统兴奋的症状，如心率增快、血压升高、出汗、呼吸加速、失眠及头痛等。产生焦虑的原因主要是患者对疾病的担心，对疾病的性质、转归和预后不明确；对带有一定危险性的检查和治疗怀疑其可靠性和安全性；对医院陌生环境或监护室的紧张氛围感到担心和害怕。

（2）抑郁　抑郁是以情绪低落、兴趣缺乏等情感活动减退为主要特征的一组症状。在抑郁状态下，个体会感到悲观失望、自卑自责；生理功能方面会有精力疲惫、严重顽固的失眠及食欲性欲减退等多种躯体不适；社会功能方面会有活动水平下降、言语减少、兴趣缺乏及社会退缩等。严重的器官功能丧失、预后不良的疾病、危重疾病及某些对工作和生活影响较大的疾病更容易使患者产生抑郁情绪。

（3）愤怒　愤怒是个体在追求某一目标的道路上遇到障碍，受到挫折时所产生的一种情绪。患者往往认为自己得病是不公平的、倒霉的，再加上疾病的痛苦，使患者感到愤怒；同时，由于各种原因使患者的治疗受阻或病情恶化，或发生医患冲突，都会使患者产生愤怒情绪。愤怒常伴随攻击性行为，愤怒可指向外部，患者会向周围的人如亲友和医护人员失去理智地发泄不满和怨恨的情绪；愤怒还可能指向自身，表现为患者的自我惩罚和自我伤害，如拒绝正当的治疗，甚至破坏正在采取的措施和已经取得的疗效。

3. 患者的意志行为特点

治疗疾病的过程对患者来说也是一个以恢复健康为目的的意志活动，患病后患者主要表现为意志行为的主动性降低，对他人的依赖性增加，如有的患者意志力减退，不能按医生的要求完成治疗，使疗效受到影响。许多患者有行为退化的现象。

行为退化指的是患者的行为表现与年龄、社会角色不相称，显得幼稚，退回到幼儿时期的模式。如躯体不适时发出呻吟、哭泣，甚至喊叫，以引起周围人的注意，获得关心与同情。自己能料理的日常生活也要依靠他人去做，希望得到家人、朋友、护理人员无微不至的照顾与关怀。

4. 患者的个性改变

人的个性是比较稳定的，通常不会随时间和环境的变化而发生改变，但在患病情况下，部分患者会出现个性的改变。患者可表现为独立性降低而依赖性增强，被动、顺从、缺乏自尊等。尤其在一些慢性迁延性疾病或疾病导致的外貌改变，疾病对患者的生活影响很大，常常很难适应新的行为模式，以致改变了原有的一些思维模式和行为方式，使个性发生了改变。

二、患者的行为

视频 2-1 不做患者情绪的替罪羊

（一）患者的求医行为

求医行为是人类进行防病、治病和保持身体健康的一种重要行为，可分为主动求医行为、被动求医行为和强制求医行为。主动求医行为是指人们为治疗疾病、维护健康而主动要求医疗帮助的行为，是人们通常的求医行为；被动求医行为指的是患者无法和无能力做出求医决定和实施求医行为，而由第三者帮助代为求医的行为，如婴幼儿，处于休克、昏迷中，垂危患者等，必须由家长、亲友或者其他护理人员的帮助才能去求医；强制求医行为指的是公共卫生机构或患者的监护人为了维护人群或患者的健康和安全而给予强制性治疗的行为，主要是针对有严重危害的传染性疾病和精神病患者。

求医行为是一种复杂的社会行为，受到诸多因素影响，如对疾病性质和严重程度的认识水平、对症状或不适的心理体验及耐受程度、社会地位和经济状况等，都影响患者是否寻求医疗帮助。概括起来，求医行为的影响因素主要有以下方面。

1. 年龄

一般婴幼儿和儿童在人群中处于被保护的社会角色地位，这个年龄段人群的求医行为相对较多；青壮年是一生中疾病抵抗力最强、患病率最低的时期，这一阶段人们的求医行为相对减少；老年人由于机体抗病能力的下降以及孤独、寂寞及害怕死亡等心理因素，导致患病机会增加，其求医行为也相应增加。

2. 对疾病的认识水平

主要是指患者对疾病性质和严重程度等方面的认识。例如伤风感冒是人们最常见也最常患的疾病，由于危险性小，人们对其后果有可靠的判断，往往不求医。但被蛇、狗等动物咬伤以后，由于这种状况对生命威胁较大，人们往往采取求医行为。

3. 个性因素

敏感多疑、依赖性较强的个体求医行为相对较多；孤僻、独立性较强的个体求医行为相对较少。

4. 文化教育程度

在多数情况下，具有较高文化水平的人更能认识到疾病带来的危害，意识到早防早治的重要性，所以他们的求医行为较文化程度低的人高。知识水平低、缺乏医学常识、对症状的严重性缺乏足够认识、对于医生及医疗手段的恐惧都可能讳疾忌医。

5. 社会经济状况

经济富裕的人往往更关心自己的身体健康，且就医较一般人更容易，所以其就医率较高；而经济贫困的人群多为被动求医或短期求医。所以，医疗卫生的体制及医疗保险业务的开展与否会对求医行为带来影响。

（二）患者的遵医行为

遵医行为是指患者遵从医务人员开列的处方和遵照医嘱进行检查、治疗和预防疾病复发的行为。患者只有和医生密切合作，严格遵守医嘱，才能使身体尽早康复，否则即使医生的技术高超、医院的设施先进也达不到预期的治疗效果。所以，是否有良好的遵医行为是影响疗效和疾病转归的决定性因素。

遵医行为是一个具有生物学意义和社会意义的过程，影响患者遵医行为的因素是多种多样的，主要有以下几方面。

1. 患者对医生的信任和满意度

医生的知名度、服务态度和服务质量，直接影响患者对医生的信任和尊重程度，也影响着患者对医生发出的信息和劝告等医嘱的遵守程度。

2. 疾病种类、严重程度及患者的就医方式

慢性病患者、轻症患者和门诊患者不遵医嘱的情况较多；急性病患者、重症患者和住院患者对医嘱改变较少，遵医率较高。

3. 患者的主观愿望和医生治疗措施的吻合度

患者的愿望和医生的治疗措施吻合度越高，遵医行为越高。例如，患者希望用中药治疗，而医生开列的是西药。当两者发生矛盾时，不遵医行为就不可避免地发生了。

4. 患者对医嘱内容的理解和记忆及治疗方式的复杂程度

医嘱中的一些医学术语可能会让患者产生理解偏差；或服用的药物多、服用方法复杂且剂量不一致以及治疗方式复杂，往往使遵医行为发生偏差。老年人、文化水平低、智力低下者尤其如此。

第三节　医患沟通的边界议题

一、沟通的层次

医患沟通是人际沟通的一种特殊形式。人际沟通随着沟通双方相互信任程度的增加，沟通的信息逐渐增加，沟通的层次也不断提高。

（一）一般性沟通

一般性沟通是指一般性社交应酬的开始语，属于沟通中的最低层次。如"你好"之类的寒暄、应酬式语言，这种交谈有利于短时间内打开局面和帮助双方建立关系，因为一般性交谈不需要深入思考也无需担心说错话，能够让人有"安全感"。医患之间如果长期停留在这个沟通层次上，医患之间的关系无法深入，患者很难提供有意义的信息，医生对于患者的帮助也无从下手。

（二）事实性沟通

事实性沟通是指不参与个人意见，不牵涉人与人之间的关系，报告客观事实的沟通，在沟通双方还未建立信任感时，交谈多采用陈述事实的方式，防止产生误解或引起麻烦，医患沟通采用这种沟通方式有利于了解患者的基本情况。例如，在初诊的问诊阶段，多采用这种类型的沟通，收集患者的信息，进一步做出判断。

（三）观点性沟通

观点性沟通是指沟通双方已经建立了一定的信任，可以彼此谈论看法，交流意见的沟通。在此层次上，双方容易引起共鸣，获得认可或产生情感。如医患双方对疾病的看法，对生活的态度等，进行交流。

（四）情感性沟通

情感性沟通是指沟通双方彼此无戒心，有了安全感时进行的沟通。在此层次上，沟通双方愿意说出自己的想法和对各种事件的反应，尊重彼此间的感情和分享感觉。在此层次上的沟通，医生可以做到坦率、真诚地理解患者，告知患者自己的内在体验。患者也可以告知医生自己的情感体验，有助于双方建立信任和安全的关系。

（五）沟通高峰

沟通高峰是一种短暂的、完全一致的、高度和谐的感觉。这种感觉偶尔产生在第四层次的沟通时，是沟通双方分享感觉程度的最高层次，也是沟通交流希望达到的理想境界。

由上面五种沟通层次可以看出，沟通层次的主要区别是每个人希望与他人分享自己真实感觉的程度。在医患沟通中，各种沟通层次都可能出现，并且在同一关系中，可能在不同层次之间变动。医患双方的信任程度是决定沟通层次的关键因素。

二、人际的边界

人与人之间需要保持一定的界限。任何一个人，都需要在自己的周围有一个自己把握的自我空间，它就像一个无形的"气泡"一样为自己"割据"了一定的"领域"。而当这个自我空间被人触犯就会感到不舒服、不安全，甚至恼怒起来。心理学家做过这样一个实验，在一个刚刚开门的大阅览室里，当里面只有一位读者时，心理学家就进去拿椅子坐在他的旁边，试验进行了整整 80 人次。结果证明，在一个只有两位读者的空旷的阅览室里，没有一个被试者能够忍受一个陌生人紧挨自己坐下。在心理学家坐在他们身边后，很多人很快就默默地远离到别处坐下，有人则干脆明确表示"你想干什么"。

沟通双方的人际关系以及所处情境决定着相互之间自我空间的范围。美国人类学家爱德华·霍尔博士划分了四种区域或距离，各种距离都与对方的关系相称。

（一）亲密距离

人际交往中最小间隔的距离，即我们常说的"亲密无间"。范围在 45cm 以内，有肢体接触，如挽臂执手，或促膝谈心，体现出亲密友好的人际关系。亲密距离只限于在情感上联系高度密切的人之间。

（二）个人距离

个人距离的范围为 46～122cm，任何朋友和熟人都可以自由地进入这个空间。人际交往中，亲密距离与个人距离通常在非正式社交情境中使用。

（三）社交距离

社交距离超出了亲密或个人距离的人际关系，而是体现出一种社交性或礼节上的较正式关系。其近范围为 1.23～2.10m，一般在工作环境和社交聚会上，人们都保持这种程度的距离。社交距离的远范围为 2.11～3.70m，表现为一种更加正式的交往关系。在社交距离范围内，已经没有直接的身体接触，说话时也要适当提高声音，需要更充分的目光接触。

（四）公众距离

这是公开演说时演说者与听众所保持的距离。其近范围为 3.7～7.6m，远范围在 7.6m 之外。这是一个几乎能容纳一切人的"门户开放"的空间，人们完全可以对处于空间的其他人"视而不见"，不予交往，因为相互之间未必发生一定联系。

三、医患沟通中的边界

在医患沟通中，医务人员不要强调患者进入更高层次的沟通。医务人员自身也要对患者之间的沟通层次、人际距离进行评估，根据患者的个体差异，保持恰当的人际距离和适宜的沟通层次。

视频 2-2　沟通中的换位思考

▼ 第四节　医务工作者的情绪管理

积极的情绪使人精神饱满、注意广泛、观察敏锐、工作有序、失误少而效率高；情绪低落时恰恰相反，易出事故差错；情绪激动时则易引起不必要的纠纷或失误。因此，医务人员必须保持稳定的情绪，不把工作及个人生活中的不愉快发泄到患者身上，这不仅仅是一种职业道德的要求，也是医务人员保持心理健康的一个重要途径。防止鲁莽行事、善于自我调节、凡事有心理准备、冷静处理、理智应对、运用放松等方法保持情绪稳定，这不仅有利于建立良好的医患关系，同时对医务人员的自我形象和个体的身心健康都是有益的。

一、合理情绪疗法

在医务工作情景下，留给医务工作者自我调节情绪的空间和时间是非常有限的，合理情绪疗法简单、快速、有效。

（一）合理情绪疗法的基本原理

合理情绪疗法由美国著名心理学家埃利斯（A. Elis）于 20 世纪 50 年代创立，该理论认为引起人们情绪困扰的并不是外界发生的事件，而是人们对事件的态度、看法、评价等认知内容，因此要改变情绪困扰不是致力于改变外界事件，而是应该改变认知，通过改变认知，进而改变情绪。他认为外界事件为 A，人们的认知为 B，情绪和行为反应为 C，因此其核心理论又称 ABC 理论。

例如，一个患者的疗效不佳，医生感觉非常挫败，甚至觉得自己不适合当医生。这个案例中，事件 A 是患者的疗效不佳。结果 C 是医生情绪沮丧，感觉挫败。

这很容易理解。但是 A 与 C 中间的 B 容易被忽视，仔细询问，发现医生的想法是自己的医术不高，如果换作其他医生肯定能治疗好。

（二）合理情绪疗法的使用方法

1. 领悟合理情绪疗法的基本原理

医务工作者应认识到以下几点。

（1）引起其情绪困扰的并不是外界发生的事件，而是对事件的态度、看法、评价等认知内容，是信念引起了情绪及行为后果，而不是诱发事件本身。

（2）要改变情绪困扰不是致力于改变外界事件，而是应该改变认知，通过改变认知，进而改变情绪。只有改变了不合理信念，才能减轻或消除目前存在的各种症状。

（3）引起情绪困扰的认知是自己的认知，因此情绪困扰的原因与自己有关，应对自己的情绪和行为反应负有责任。

通过这样的领悟，让医务工作者认识到，自己是情绪的主人，想要调整自己的情绪，需要改变自己的认知。例如，上述案例的医生如果认识到疗效不好是因为患者自身的身体状况不好，目前没有特效治疗药物等客观因素，可以让自己的情绪得到调节。

2. 掌握不合理信念的特征

不合理信念的主要特征是绝对化的要求、过分概括化以及糟糕至极。

（1）绝对化的要求是指个体以自己的意愿为出发点，认为某一事物必定会发生或不会发生的信念。因此，当某些事物的发生与其对事物的绝对化要求相反时，个体就会感到难以接受和适应，从而极易陷入情绪困扰之中。例如，医生如果要求手术必须成功，不能失败，一旦手术结果不理想，势必陷入后悔、自责等情绪困扰中。

（2）过分概括化是一种以偏概全的不合理的思维方式，就好像是以一本书的封面来判定它的好坏一样。它是个体对自己或别人不合理的评价，其典型特征是以某一件或某几件事来评价自身或他人的整体价值。例如，医生认为患者都是不可信的，随时可能把自己告上法庭，甚至会伤害自己。这样的思维方式，很难放下对患者的防御，建立信任的医患关系。

（3）糟糕至极是一种把事物的可能后果想象、推论到非常可怕、非常糟糕，甚至是灾难结果的非理性信念。当人们坚持这样的观念，遇到了他认为糟糕透顶的事情发生时，就会陷入极度的负性情绪体验中。例如，传染科医生过度担心自己被传染，生活在惶恐之中。

3. 修通

修通就是修正和放弃原有的非理性信念，取而代之合理信念（D），从而产生新的情绪（E）的过程。在此阶段可以采用一个简单方法，随时记录下来自己的不合理信念，用积极的想法替代（表2-1）。

表 2-1　修通的不同阶段

事件（A）	我的想法（B）	我的情绪（C）	新的想法（D）	新的情绪和做法（E）
难度较高的手术	必须成功	紧张，焦虑	我尽力做好这个手术，做所有我能做的准备	专注投入准备手术的过程中
患者抢救失败	所有的努力都白费了（过分概括化）	沮丧，无力	家属觉得我们已经尽力了，如果每个患者都能救过来，就不存在死亡了	释然，放松继续努力工作
患者投诉	真丢人，大家看不起我了（糟糕至极）	紧张，焦虑	大家只是觉得我倒霉。吃一堑长一智，我要防止以后类似事件的发生	平静

（三）使用合理情绪疗法的注意事项

合理情绪疗法假定人有一种生物的倾向性，倾向于用不合理的思维方式进行思维，这是需要人用毕生的努力去减少或克服的。因此，对于那些有严重的情绪和行为障碍的人，合理情绪疗法认为这些人虽有可能解决情绪困扰，减少他们自我困扰的倾向性，但不会达到不再有不合理信念的程度。其次，合理情绪疗法是一种着重认知取向的方法，因此它对那些年纪较轻、智力和文化水平较高、领悟力较强的人更有效果。但这也同时意味着对拒绝做出改变自己信念，或过分偏执以及领悟困难的人难以奏效。

二、放松训练

放松训练是一种通过训练有意识地控制自身的心理生理活动，降低唤醒水平、改善机体功能的心理调节方法。这种方法简便易行，实用有效，较少受时间、地点、经费等条件限制，有助于医务工作者快速通过调整身体状态来调整情绪。

（一）放松疗法的基本原理

放松训练是行为疗法中使用最广的技术之一，是在心理学实验的基础上建立和发展起来的心理调节方法。行为治疗最大的特点是将着眼点放在可观察的外在行为改变上。行为疗法相信只要"行为"改变，所谓"态度"及"情感"也就会相应改变。

个体的情绪反应包含主观体验、生理反应、表情三部分。生理反应，除了受自主神经系统控制的"内脏内分泌"系统的反应，不易随意操纵和控制外，受躯体神经系统控制的"随意肌肉"反应，则可由人们的意念来操纵。当人们心情紧张时，不仅主观上"惊慌失措"，连身体各部分的肌肉也变得紧张僵硬；当紧张的情绪放松后，僵硬肌肉还不能松弛下来，但可通过按摩、洗浴、睡眠等方式让其松弛。

放松训练的基本假设是改变生理反应，主观体验也会随着改变。也就是说，经由人的意识可以把"随意肌肉"控制下来，再间接地使主观体验松弛下来，建立轻松的心情状态。

（二）放松训练的方法

放松训练的方法很多，需要经常练习才能达到真正的放松效果，尤其在练习的初期，很难进入放松状态，需要多次重复地练习，常用放松方法有以下几种。

1. 鼻腔呼吸放松

放松训练指导语：请你在一个舒适的位置上坐好，姿势摆正，将右手食指和中指放在前额上，用拇指按压住右侧鼻孔，然后用左侧鼻孔缓慢地轻轻吸气，再用无名指按压住左侧鼻孔，同时将拇指移开打开右侧鼻孔，由右侧鼻孔缓慢地尽量彻底地将气体呼出，再用右侧鼻孔吸气，用拇指按压住右侧鼻孔，同时打开无名指，用左侧鼻孔呼气，由此作为一个循环。我们来做鼻腔呼吸的练习。现在让我们来做练习，先做好准备，用右手食指和中指放前额上，将拇指按压住右侧鼻孔，现在用左侧鼻孔吸气，用无名指移到左侧鼻孔，打开拇指用右侧鼻孔呼气，再用右侧鼻孔吸气，拇指按压住右侧鼻孔，打开左侧鼻孔呼气。左侧鼻孔吸气，打开右侧鼻孔呼气，右侧鼻孔吸气，左侧鼻孔呼气，左侧鼻孔吸气，右侧鼻孔呼气，再来右侧鼻孔吸气，左侧鼻孔呼气。随着控制呼吸，你变得很放松，非常放松，你体验到了这种放松，不知道你学会了没有？如此作为一个循环，我们可以同时做 5 个，以 5 个为一组，我们可以增加到两组或者三组，也就是说我们可以重复这样的动作 10~15 个循环。

2. 腹式呼吸放松

放松训练指导语：请你用一个舒适的姿势半躺在椅子上，一只手放在腹部、另一只手放在胸部，注意先呼气，感觉肺部有足够的空间，来做后面的深呼吸，然后用鼻子吸气，保持 3s，心里默数 1-2-3，停顿 1s 再把气体缓缓地呼出，可以在心中默数 1-2-3-4-5，吸气时可以让空气进入腹部，感觉那只放在腹部的手向上推，而胸部只是在腹部隆起时跟着微微隆起，要使你呼气的时间比吸气的时间长。让我们先来练习一下，深吸气，保持 1s，1-2-3，再呼气，1-2-3-4-5。深吸气，保持 1s，1-2-3，再呼出，1-2-3-4-5。再来，深吸气，保持 1s，1-2-3，再呼气，1-2-3-4-5。深吸气，保持 1s，1-2-3，再呼出，1-2-3-4-5。当你感觉这样的呼吸节奏很舒服的时候，可以进一步进行平稳的呼吸，要尽量做到深而大的呼吸，记得要用鼻子深吸气，直到不能吸为止。保持 1s 后，再缓缓地用嘴巴呼气，呼气的时候一定要把残留在肺里的气呼干净，同时头脑中可以想象，你所有的不快、烦恼、压力都随着每一次呼气将之慢慢地呼出了。

当熟悉了以上步骤以后，可以按照以下指导语：

深吸气，保持 1s，1-2-3，再呼气，1-2-3-4-5。深吸气，保持 1s，1-2-3，再呼出，1-2-3-4-5。同时想象不快、烦恼、压力都随着每一次的呼气将之慢慢地呼出了。继续这些缓慢的深呼吸练习，你可以感觉到身体完全放松了。深吸气，保持 1s，1-2-3，再呼气，1-2-3-4-5。深吸气，保持 1s，1-2-3，再呼出，1-2-3-4-5。想象不快、烦恼、压力都随着每一次的呼气将之慢慢地呼出了。现在你的身体越来越放松，你的心情很平静，你已经学会了放松。

3. 想象放松

指导语：请你找出一个曾经经历过的，给自己带来最愉悦的感觉，有着美好回忆的场景，可以是海边、草原、高山等，用自己的多个感觉通道（视觉、听觉、触觉、嗅觉、运动觉）去感觉、回忆。

（三）放松训练的注意事项

放松训练的方法可以单独使用也可以联合使用，但是一般以一两种为宜，不宜过多。在进行放松练习时，应集中精力，全身心投入，避免各种干扰，并通过训练达到放松的效果。

视频 2-3　医患之间的边界议题

▼ 第五节　医患沟通中医务工作者的心态

在医患关系中，医务人员拥有医学科学专业知识与技能，而患者大部分是没有医学科学专业知识的"外行"，需要求助于医务人员解除病痛。就这一意义而言，医务人员在医患关系的矛盾中处于矛盾的主要方面，起主要作用，其自身素质和沟通能力在调整医患关系中起主导作用。因此，医务人员必须充分领悟自己的角色，加强自身的心理洞察与适应能力，积极主动地和患者沟通，只有这样的积极心态，才有可能有效地减少和预防医患矛盾的发生，从而建立起和谐的医患关系。

（一）良好的沟通心态

首先，医务人员需要理解患者的心理和需求。疾病的困扰常使患者产生焦虑、紧张、忧郁、急躁等不良情绪。住院后陌生的环境又会使之产生不安、恐惧、猜疑等心理。疾病预后过程中，患者还会担心疾病的转归、病程的长短。这一系列心理反应导致患者具有强烈的生命安全需要、特别生理需要、伤病相关信息需要、关爱和归属需要、尊重需要、高质量生存需要和合理支出需要。医务人员在处理医患关系时，能明确自己在医患关系中的位置、责任和作用，做到"不是亲人又胜于亲人"，则在接诊患者时，就会产生积极的心态，从而激发其爱心、责任心和职业自豪感。只有患者的各种需要得到了满足，医务人员才能得到社会的认可与尊敬，从而实现自己的人生价值。

其次，医务人员必须正确调整自身的心态，实现医生的主导作用。在医患沟通中，医务人员的心态有积极和消极之分。医务人员必须调度并保持积极的心态，平抑并化解消极的心态，才能实现其主导作用。在日常医疗治疗活动中导入主动服务的理念，在人性化服务的基础上，做到诚信、尊重、同情、耐心，与患者建立朋友式的医患关系，消除不安全感；态度热情、主动、大方，耐心倾听，用简洁通俗和解释性的语言进行针对性的交流，不可带着不良情绪与患者交流，更不能与患者发生争执。

（二）医患平等心态

患者对治病救人的医生有很多的赞誉，如"救命恩人""再生父母"等，强调医生的权威角色，自然形成了主动与被动、支配与服从的医患关系。正常的医患关系，必须以人格的平等为基石。医务人员应该认识到，医患关系是以社会主义人道主义为原则建立起来的平等关系，具有平等性。在医疗工作中表现为对广大人民群众生命的尊重和爱护，体现在爱护患者、尊重患者的平等诊治上，反映在医患平等的人际关系中。医务人员一视同仁地提供医服务，并用平等、尊重、温护的心与患者进行沟通，患者尊重医务人员的劳动，并积极密切地配合，共同完成治疗疾病，维护健康的任务。

（三）以患者为中心心态

"以患者为中心"的服务模式强调诊断与治疗应该了解患者的生活条件与所处的社会经济环境，以及疾病产生过程中患者的心理状态，并形成"以患者为中心"的治疗思维方式。其主要内涵与特点在于强调医患之间的相互沟通，最终目的在于提高人民健康水平，促进医学发展。医务人员确立以患者为中心的观念就是要认识到患者是一个有理想、有情感的社会人，在给患者诊断疾病时，不仅要考虑到疾病的自然致病因素，还要考虑到患者自身的性格、情绪、思维和患者所处的环境对患者的影响。在给患者治疗时，不仅给予药物治疗，而且给予心理等综合治疗。

（四）向患者学习心态

医学的发展和医务人员医术的提高都离不开患者。千百年来，医和患在对抗疾病中，沟通协助、合作共存、互相影响、互利互惠，从而使医学实现了从无到有、从少到多、从简到精发展。医务人员应该摆正自己的位置，感谢患者，确立向患者学习的心态。实践证明，医生水平的提高、医术的进步，除了向老师学习、向书本学习之外，更多的是需要向患者学习。因为病是生在患者身上的，患者的感觉是最真实的，所以医生能向患者学到最直接的疾病知识。相同的疾病，不同患者的症状各不相同，即使同样的症状，出现也有早有晚。医生只有不断详细地从患者身上了解疾病的变化，才能准确地做出判断，而且随着新症状的出现，还可能随时修改先前的诊断。正是由于患者给医生提供了活生生的病例，医生才能不断进步；正是患者遭受的各种各样的病痛，才使医生有了实践的机会，医术才能不断提高，患者讲述病情的过程，就是医生学习的过程。

视频 2-4　心理学角度解读难弄患者

❀ 课后反思

1. 患者在就医过程中的主要情绪体验是什么？
2. 如何设身处地站在患者的角度思考？
3. 遇到难沟通患者，医生如何调整自己的心态？
4. 如何调整医生的情绪在医患沟通过程中的动态平衡？

章节测试 2

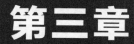

第三章

医患沟通的伦理学基础

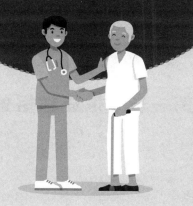

某日某县人民医院的一名 27 岁产妇周某在剖宫产后 2 小时出现弥漫性血管内出血的表现。医生依据产妇有流产病史，子宫有创伤，继发出血的可能性大，决定必须进行子宫切除术，否则极易引发大出血，甚至导致死亡。

妇产科主任和主治医生先后向患者丈夫说明病情的危急情况，需要他在手术告知书上签字。但患者丈夫不接受，不肯签字。按规定，没有患者家属签字，医生一般不能进行手术。经过反复劝说都没有起到作用，患者丈夫一直不肯签字。患者生命指征指标越来越差，在这种情况下抢救生命变成了当务之急，两位主治医师在手术告知书上联合签字，并马上展开手术抢救。经过几个小时的奋战，患者生命体征终于开始平稳，最终渡过难关。

❖ 案例思考 ··

1. 两位医生的联合签名有什么优势？
2. 在危急情况下你有什么办法可以快速有效地与患者家属或监护人进行沟通？

❖ 课前思考 ··

1. 你对伦理学的理解是什么？
2. 在医患沟通中，你认为伦理学发挥的作用是什么？
3. 伦理和道德的区别是什么？

▼ 第一节　伦理学相关知识

一、伦理学的含义

伦理学又称道德哲学，是对人类道德生活进行系统思考和研究的一门科学。伦理学是系统研究人类生活中的道德现象和伦理问题的科学，包括道德和伦理问题的理论和实践。

（一）西方伦理思想

西方伦理思想的发展是德性论和幸福论的交替或平行发展的历史，它的理论形态主要是一种规范伦理学。古希腊哲学家亚里士多德及其弟子撰写的《尼可马可伦理学》，主要探讨人的道德生活、人的道德品质和道德行为问题，集德性论和幸福论两种矛盾的观点于一书。西方伦理学从此开始成为哲学中一门独立分支学科。英国哲学家培根和穆勒等人把"最大多数人的最大幸福"看成是一切道德行为和价值的基本准则。康德则认为道德行为受着实践的理性支配，表现为善良意志，提出"德性就是力量"，把"善意"作为衡量道德行为和道德价值的唯一标准。20世纪初，由于现代科学主义和逻辑经验主义的影响，西方伦理学界出现了元伦理学，主张伦理学研究应从道德语言、词句、句法及命题的逻辑分析开始，从而确立真正理论性伦理学的科学知识，但元伦理学脱离了实际生活，引发形式主义的倾向。20世纪70年代以后，由于受到当代人类社会在经济发展、科学进步、生态环境变化等方面的影响，伦理思想遭到严峻的挑战，伦理学又开始转向人类生活的各个具体领域。以美国伦理学家罗尔斯为代表的规范伦理学及麦金太尔为代表的美德伦理学重新成为西方伦理学主流，并逐渐形成众多的应用伦理学科。

（二）古埃及、古印度的伦理思想

古埃及、古印度的伦理思想是将伦理思想和宗教教义密切结合起来，遵从宗教戒律的要求，主要是探讨人生意义和人的精神生活问题。如印度自古代至现代以宗教为基本形态的伦理思想，历史悠久、独具特色，其中佛教及佛教伦理思想对亚洲乃至世界的文化产生了深刻的影响。阿拉伯伦理思想也与宗教结合得非常紧密，《古兰经》是伊斯兰教的经典，其伦理教训有二，一是关于礼节的教训，二是崇尚美德，如坚韧、公道、廉洁等，内容很丰富，对世界文化影响也很深远。

（三）中国传统伦理思想

中国传统伦理思想由古代的伦理思想演变发展而来，是中华民族生活历史的独特理论贡献，是人类理论宝库不可或缺的部分。反映西周政治文化生活的文献《尚书》《周礼》，提出了"民为邦本、以德治国"，记载了大量的伦理思想。以后又产生了《论语》《孟子》《大学》《中庸》等著作，强调道德修养，提出了"性善说"以及"民贵君求轻"的主张，形成了以孔子、孟子为代表的儒家伦理思想；以墨子为代表，主张"美爱，尚贤，非攻"的墨家伦理思想；以老子、庄子为代表，主张"无为而治"的道家伦理思想；以商鞅、韩非为代表，主张"任其力不任其德""不贵义而贵法"的法家伦理思想，形成百家争鸣的学术繁荣局面。秦汉时期，董仲舒继承孔子学说，创立"三纲""五常"为核心的神学伦理思想体系，成为中国古代伦理思想的主流。1840年以后，我国新兴资产阶级受到西方伦理思想的影响，主张自由、平等、博爱，并提出天下为公、天下大同以及道德进化的政治伦理思想，对建立现代学科形态上的伦理学做出了可贵的探索。

二、道德的含义

在西方,"道德"（morality）一词源于风俗（mores）,而 mores 则是拉丁文 mos（即习俗性格）的复数,后来从 mores 一词创造了一个形容词 moralis,指国家生活的道德风俗和人们的道德个性,英文的 morality 就沿袭了这一含义。而在中国词源中,"道"是指事物发展变化的规律;"德"是指对"道"认识之后,按照它的规则把人与人之间的关系处理得当。可见,道德可以定义为:调节个人与个人、个人与社会之间各种关系的行为规范以及由行为规范内化而形成的人的品德。因此,道德实质上有两层含义:一是指人应该遵循的行为规范,二是指由行为规范的内化而形成的人的品德。

善与恶的根源、性质和标准等问题,是道德的核心问题。人类道德观念起源于善与恶的现象及其矛盾。要是生活中没有恶的危害性,人类也就不会去追求善。没有对善的追求和对恶的斗争,也就不会有道德问题和伦理学的存在。善恶标准同人们对利益的追求有直接关系。在一定范围内,通过正当手段追求自己的利益,就是善的行为;采取不正当的手段去追求利益,就是恶的行为。为了减少恶的行为,就必须对人们追求利益的行为进行规范,道德就起着这样的规范作用。一方面,道德通过调整人与人、人与社会、人与自然、人与信仰的关系来扬善抑恶;另一方面,道德通过调整现实与理想的关系,来引导人和社会向着更加进步、文明和理想的方向发展。

三、伦理和道德的区别

在日常生活中,"伦理"和"道德"两个词经常被混为一谈。但在伦理学中,道德和伦理并非完全一致。伦理表达的是社会规范的性质,因此,它侧重于外在的社会规范。道德是最高的、抽象的存在;而伦理则是次高的、具体的。道德是伦理的精神基础,伦理是道德的具体实现。如果一个行为者能自觉地去遵守社会的外在伦理规范和要求,并能够自觉地把外在的规范转化为自觉的意识,那么他在行为上自然知道什么是应该做的,什么是道德的。伦理表达的是"你应该",而道德表述的是"我最好应该"。

▼ 第二节　医学伦理学相关知识

一、医学伦理学

医学是研究人类生命过程以及同疾病斗争的一门科学。这门科学不同于其他科学技术，其本身就含有伦理因素"医乃仁术"，道德作为医学的本质特征蕴涵在医学实践之中，因此，医学也是最能体现道德性和人文精神的科学之一。一部医学史，是医务工作者奋不顾身地与疾病斗争、认识疾病、不断战胜疾病的历史，是医务工作者无私地为患者解除病痛、提高大众健康水平的历史，因而也是医学伦理学发展的历史。

（一）医学伦理学的含义

医学伦理学是一门伦理学与医学相互交融的学科。医学伦理学是运用伦理学的理论、方法研究医学领域中人与人、人与社会、人与自然关系的道德问题的一门科学。医学伦理学的研究对象是医学道德现象，即医学领域中的道德现象，主要致力于认识医疗卫生和医学科学发展中人与人之间、医学与社会之间的伦理道德关系，探讨和解决医学领域中所有的伦理问题，从而解除科技与人性需求的冲突。

（二）医学伦理学的研究内容

1. 医学伦理学的基本理论

医学伦理学的基本理论是整个医学伦理学的基础，主要阐明医德的本质、发生发展规律和医德的社会作用。不仅要研究古今中外各个社会、各个阶级的医德现象及其内容，从中找出医德形成发展的规律，而且要着重研究社会主义建设中的医德现象，要揭示医德的阶级性和继承性的特点，批判地继承医德的历史遗产，论证社会主义医德的合理性和先进性。克服各种剥削阶级的医德影响，树立和发扬社会主义医德风尚。要研究医德与生物-心理-社会医学模式的关系，以及医学伦理学与医学心理学等相关学科的关系。

2. 医学伦理学的基本原则和规范体系

医学伦理学的基本原则和规范体系主要阐明医务人员对患者、社会以及医务人员之间应承担的道德责任，指出医务人员在行医过程中应遵循的医德的基本原则、规范，研究新中国成立以来医德发展的经验，总结和概括医务人员与患者及社会的各种关系中应遵循的具体准则，从而阐明社会主义医德形成和发展的规律。还要研究和揭示医德原则和规范在不同领域和不同学科的特殊表现和要求；以及医学伦理学范畴中的如情感、良心、义务等内容，它是医学道德原则和规范的必要补充，也是医学伦理学需要研究和阐述的重要内容。

3. 医学伦理学的教育和评价

医学伦理学的教育和评价阐述医学道德评价的标准，研究医务人员在医疗卫生实践中进行医学道德教育和修养的经验，指出进行医学道德教育和修养的正确途径和方法。

医学伦理学的研究内容十分广泛。既要研究医学道德的产生、本质、发展和变化的规律，医学道德的基本原则、规范和范畴，还要研究医学科学特有的道德问题（如器官移植、人体实验等），研究医学道德与经济、政治、哲学、法律、教育、宗教的关系以及医学道德评价、教育和修养等问题。因此，医学伦理学是涉及哲学、社会科学和自然科学的边缘学科，是一门内容丰富的学科。

二、医学道德

（一）医学道德的内涵

医学道德是职业道德的一种，简称为医德，是指医务人员在医疗卫生服务的职业活动中应具备的品德。医学道德是人们在长期的医疗卫生服务活动中产生、积累和发展起来的，它具有很强的实用性，它在社会道德体系中占有重要的地位。中外一些著名的医学家都十分强调医德的重要性，如古希腊的医学鼻祖希波克拉底，认为只有有德行的医师才是最好的医师，医师应该是个受人尊敬的人。中国唐代的医学家孙思邈十分注意医德修养，认为人的生命比黄金还贵重。

一个医生除医学知识和技能外，还应当有不求名利、不辞劳苦为患者服务的精神。古代的这些医德楷模，至今仍有深刻的教育意义。当然医学道德是不断进步的，古代的医学偏重以个体为对象的服务内容，而当今医学除重视为个体服务外也十分重视为群体服务，即为全社会服务，医学道德已具有更广泛而深刻的意义。

（二）医学道德的作用

医学的道德性集中体现在医学道德中。医务工作者在社会生活中担负着维护人们健康，预防、诊治疾病的任务。医学工作的特殊性质要求医务工作者具有高尚的职业道德。在医疗活动中，医疗效果不但与医疗技术、医疗设备直接相关，而且与医务工作者的医德直接相关。历代医家都认为，道德高尚是医生角色的重要特征，只有品德高尚的人才能做医生。比如，中国名医孙思邈提出了"大医精诚"的思想，认为一个好的医生，必须具备两个基本素质：对医术的"精"和对患者的"诚"。只有具备这两个基本的素质，才能成为"大医"，才能成为医术精湛、医德高尚的医学大家。医学道德的作用主要体现在以下几方面。

1. 维护作用

医学服务的对象和目的是维护人的健康。医德水准之高低，直接影响人的生活质量和生命的安全。所以具有医德高尚、医术精湛，关心患者、爱岗敬业有高度负责精神的医务人员，就会真正起到人类健康"守护神"的作用。

2. 协调作用

医务人员在医疗服务的过程中，通过医学道德的原则和规范，调节医务人员之间、医患之间以及与社会之间的关系，在医学服务中发挥团队精神，在尊重患者、爱护患者的基础上，协调各种关系，战胜疾病、维护人类健康服务。

3. 约束作用

医务人员具备高尚医学道德的修养，表现在把救死扶伤作为自己神圣义务的内心信念，因而能形成为一种自觉的、自我约束的医学行为。

4. 促进作用

医学道德作为一种特殊意识形态，它既是医学实践的产物，同时又可以能动地对医疗质量的提高，医院管理的改善，医学科学的发展，乃至整个社会的道德风尚和社会精神文明建设，起到十分重要的促进作用。

▼ 第三节　医患伦理的基本理论

哲学、道德哲学等人类思想史上的优秀成果，是伦理理论的观念、思想、理论和认识的来源，在批判和继承中发展与创新伦理学理论，并同时建构自身的伦理理论。人们在认识与解决具体的医学伦理问题的实践中，逐步形成和不断完善，形成了能够指导实践应用的基本伦理理论。

一、生命神圣论

（一）生命神圣论的含义

生命神圣论认为人的生命是神圣的，目的在于引导我们在医学道德上关心人的生命、尊重人的生命、维护人的生命，提倡患者的生命利益和健康利益高于一切。纵观人类道德的发展史生命神圣论是传统医学道德，乃至社会一般道德的基础。"医者，生人之术也""医道，古称仙道，原为活人"，医学自从诞生伊始就以救人活命作为根本任务。

（二）生命神圣论的伦理价值

生命神圣论无条件地尊重生命和关爱生命，从道德角度强化了医学上救死扶伤的宗旨，为医学人道主义的形成和发展奠定了思想基础，推动了医学的发展和医德的进步。

生命神圣论是我们必须要遵循的医学伦理的基本理论，是我们行使医疗职责的首要依据，但在一些特殊情况时，我们也要辩证来看，比如胎儿发育异常情况下的人工流产，重度昏迷救治无望的"植物人"，拒绝医治的重症病患，能否用于人体进行科学研究等，既要保障个体生命神圣，治病救人，也要考虑人类群体的生命价值和生命意义。

二、生命质量论

（一）生命质量论的含义

生命质量论以人的"自然素质"的高低、优劣为依据，衡量生命对自身、他人和社会的价值。它强调人的生命价值不在于生命存在本身，而在于生命的质量，人们不应单纯追求生命的数量，更应关注生命的质量，增强和发挥人的潜能。人不仅要活着，更重要的是要活得健康和幸福。

（二）生命质量论的伦理价值

生命质量论的一个基本道德信条是：尊重人的生命，接受人的死亡。这里，"尊重人的生命"强调的是尊重有质量的人的生命；同时，把接受人的死亡看成是尊重人的生命的基本内容。

生命质量论为人们认识和处理生命问题提供了重要的理论依据，对长期以来困扰人们的生与死的权力，以及生与死的选择问题，提供了新的标准和依据，但生命质量论还局限于人的自然素质方面、躯体方面的生命价值，缺少人文精神因素的考量，也缺少对生命质量高低的评判依据。

三、生命价值论

（一）生命价值论的含义

生命价值论是一种把生命神圣与生命质量相统一的崭新的生命伦理观，正在成为当代医学道德的主导思想，成为当代人类对人的生命干预的主要依据。人的生命是一个渐进、持久并逐渐衰亡的过程，生命价值融于这一过程之中，是人的生命满足人的需要的效用性价值。

（二）生命价值论的伦理价值

生命价值包含两个方面：一是生命的内在价值和自我价值，是生命活动对自身的存在和发展的满足，是由生命质量来决定的。二是生命的外在价值或社会价值，即把内在价值发挥出来，为社会创造物质财富和精神财富的社会价值。用生命价值指导医疗实践，既要看到人的生命的内在价值，也要看到生命的外在价值，既要重视生命的生物学生命的存在，又要重视人的人格生命的社会意义，这是生命价值论的核心所在。

工作实践中，我们要重视家庭、社会、人际交往等身体以外的因素对疾病的影响，给予患者更多的人文关怀，有时候一句关心的话不但能够治病，更能够救人。尤其是对待重症患者，要鼓励他们应树立积极阳光的心态，抗争病魔的勇气，既能够治愈身体疾病，又能很好地回归工作和生活。

四、美德论

（一）美德论的含义

美德论，又称为德性论、德行论。美德是在一定历史条件下经过长期的道德实践逐步形成的，受到普遍尊崇，具有普遍和永恒价值的优秀道德品质。美德论认为：一个人只要拥有适宜的美德，自然就会做出好的道德判断，做出合乎伦理的行为决策、评价和辩护。

（二）美德论的伦理价值

从美德论的角度，不仅要塑造一个热爱生命、维护生命尊严的，更要塑造一个具有高尚人文情怀的医务工作者，还要有对医疗体制的伦理设计，优化资源配置，构建和谐医疗秩序的能力和精神。

医学美德论是一种职业美德，如仁爱、严谨、诚挚、公正和奉献等美德。在医学实践中，美德论以品德、美德和行为者为中心，研究和探讨人应该具有什么样的道德品质，人应该具有什么样的品德。美德论可以有效提升医学实践中的行为方式，为医疗人员的行为提供标准和发展方向，是医学伦理的最终归宿。在医疗评价体系中应该融入美德内容，内外兼修，实现更加美德化。

五、后果论

（一）后果论的含义

后果论，又称为效果论、功利论，是一种强调行为的功利后果对他人、对社会的普遍功用，作为对人的行为道德价值判断和评价的伦理学理论。在"如何制订和完善道德规范"和"如何做出道德判断"这两个方面，都强调"后果"。"最大多数人的最大幸福"是代表和反映这种伦理思想本质的核心原则。

（二）后果论的伦理价值

后果论强调根据具体情况下的具体行为所产生的效果来确证一个行为的正当性。也就是说，把行为的善恶建立在行为的后果之上。同时，强调人的行为的道德价值与这一行为的具有普遍意义的规则是否具有一致性来加以确证。也就是说，评价行为的正当性与结果没有直接关系，而是行为的正当性是否符合道德规则。

无论是生命质量的确定、生命价值的判断、死亡方式的选择，还是有限卫生资源的合理分配、医疗卫生事业的宏观决策等，都存在依据什么样的标准进行价值判断和道德选择的问题，并且承担后果。在这种选择中，后果论在方法和原则上具有不可替代的作用。

六、道义论

（一）道义论的含义

道义论，又称义务论，注重的是"道义"，把义务或职责看作是中心概念，是一种以根据责任而行动作为基础的伦理学。主张的是人与行为的道德评判，不是行为的结果，而是行为本身或行为依据的原则，也可以说是行为动机是否正确。凡是行为本身是正确的，或行为依据的原则是正确的，不论结果如何都是道德的。

（二）道义论的伦理价值

道义论在医学实践中有着悠久的历史传统，它强调的是"应当"，是对患者及与此相关的医德责任。人道主义精神和医德职责使命都是道义论的具体体现，在医学领域中发挥着积极的道德引导作用。道义论注重一定的行为规则、规范和标准，侧重的是道德行为动机，理论的核心是义务和责任。

道义论所关注的重心更多的是道德主体之间的权益的公平分配和合理安排，以社会和群体利益分配的公平、公正为衡量目标；同时，追求一种普遍意义的有效性的道德规范和绝对道义性。它的规范内容和规范形式往往与社会制度相关，尤其是国家法律规范系统有着内在一致的关联，甚至相互支持，是互补关系。

事实上，科学和技术的发展带来的一系列道德难题和医学道德的时代性困境，需要运用医学伦理的基本理论，综合分析，理性对待，选择最正确和最有利于医患的伦理方案。当代医学伦理学的理论基础不可能只采用单一的理论构成，必然是综合了各种理论以及现代新兴的其他理论形态中的合理成分，扬长避短，形成互补和整合，共同起着指导医学道德实践的重要作用。

▼ 第四节　医患伦理的基本原则

医学伦理学的基本原则，强调社会主义医学人道主义修养是当代中国医务人员的必备品质，强化社会主义医学人道主义观念是亟须解决的现实课题。遵守医德原则，引导人们提升医德素养，让医学成为真善美统一的人类职业领域。在医患沟通过程中，必然要遵守医学伦理的基本原则，作为自己的行为规范，实现医学服务的人性化。

一、尊重原则

（一）尊重原则的含义

尊重原则要求医务人员尊重患者，包含对患者及其家属人格的全面尊重，以及自主原则，即对自主的人及其自主性的尊重。知情同意、知情选择、保守医密、平等待患等均是尊重患者的体现。

（二）尊重原则的伦理要求

1. 尊重患者的生命和生命价值

生命是人存在的基础，是人的根本利益所在。医学生誓言的第一句嘱托就是，"健康所系，性命相托"。治病救人，救死扶伤是医务工作者的神圣职责，怀着对每一个生命的敬畏之心，耐心和患者或者家属进行沟通。多一份努力，就多一份生的希望。

同时，医务工作者还要努力提升患者的生命质量及生命价值，这也是现代生命伦理学的核心观点。医者，仁术，就是要怀着一颗仁爱之心、关爱之心，去救助患者。既要治好了病，还要有良好的生活质量，不但要诊断明确、治疗得当，还要重视功能康复，还要关爱患者的家庭和工作。

2. 尊重患者的人格尊严

尊重患者的人格是实现人的尊严的重要保障，具有现实和人文科学意义。尊重人格尊严要求医务人员做到维护患者生命和健康的权利，尊重患者的意志和选择，尊重患者监督自己的医疗权利和实现。具体而言，包括生命权、健康权、身体权、肖像权、名誉权、姓名权、人身自由权等。

把患者作为一个完整的人加以尊重。尊重患者作为独特个体的生命存在，重视患者生命的质量，体悟患者疾病的痛苦，努力做到减少患者的身体伤害和缓解痛苦。尊重患者的内心感受和价值观念，重视社会和心理因素的影响，尊重患者对自我生命的理解和抉择；关怀患者生命存在的价值和意义，给予足够的善意和尊重，而无论其生命体处于何种状态。

3. 尊重患者的隐私

隐私是指一个人不容许他人随意侵入的领域。凡是涉及患者的私密性信息，我们有义务做到保密；也要做到患者的身体不被随意观察。医疗职业的特点决定了医生常常可以了解到患者的某些隐私，涉及患者从未向他人谈到或暴露过的身心领域。医生有义务为患者保守秘密，以免泄露信息给患者带来伤害。

尊重患者隐私的同时，也要做到"保密例外"。一是已经获得患者的信息披露授权。二是违反法律法规。当患者对自己或他人的人身安全可能造成重大伤害；对公共安全或财产安全等造成重大危害等，属于保密例外。

4. 尊重患者的自主权

自主权是指具有行为能力并处于医疗关系中的患者，在医患有效沟通交流之后，经过深思熟虑，就有关自己疾病和健康问题做出合乎理性的决定，并据此采取负责的行动。这是患者享有的一种重要权利，与其生命价值和人格尊严密切相关。我们熟知的有入院知情同意书、手术同意书、麻醉同意书、输血同意书等，包含自主知情、自主同意、自主选择。

（三）自主权的条件限制

工作中，我们尊重患者的自主权，处理好患者自主与医方做主的关系。同时，自主权是有条件的，不是绝对的。

视频 3-1 伦理原则——尊重

（1）建立在医务人员为患者提供适量、正确且患者能够理解的信息基础之上的。

（2）患者必须具有一定的自主能力。

（3）患者做出决定时情绪必须处于稳定状态。

（4）患者的自主性决定必须是经过深思熟虑并且和家属商讨过的。

（5）患者自主性决定不会与他人、社会的利益发生严重冲突。

医务人员履行帮助、劝导、限制患者及其家属选择的责任，协助患者履行对他人和社会的责任。

二、不伤害原则

（一）不伤害原则的含义

不伤害原则要求医务人员在诊治过程中，应尽量避免对患者造成生理上和心理上的伤害，更不能人为有意地制造伤害。不管怎么说，有意伤害、责任伤害以及可知可控的，却没有正确预知及控制造成的伤害都是不道德的。

（二）医疗伤害的种类

1. 有意伤害与无意伤害

有意伤害是指医方极不负责任或出于打击报复，拒绝给患者必要的临床诊治或急诊抢救；或者出于增加收入等狭隘目的，为患者滥施不必要的诊治手段所造成的故意伤害。与此相反，不是医方故意的，而是实施正常诊治所带来的间接伤害，则属于无意伤害。

2. 可知伤害与不可知伤害

可知伤害是医方可以预先知晓，也应该知晓的对患者的伤害。而医方无法预先知晓的，对患者的意外伤害为不可知伤害。

3. 可控伤害与不可控伤害

可控伤害是医方经过努力可以降低，也应该降低其损伤程度，甚至可以杜绝的伤害。与此相反，超出控制能力的伤害则是不可控伤害。

4. 责任伤害与非责任伤害

责任伤害是指医方有意伤害以及虽然无意但属可知、可控，而未加认真预测与控制，任其出现的伤害。如果意外伤害虽然可知但不可控，则属于非责任伤害。

（三）不伤害原则的相对性

在医疗活动中，绝对的不伤害是不可能的。很多检查、治疗措施，可能给患者带来生理或心理上的伤害。医疗过程中，可能出现这样的情况，对于同样的医疗行为，有时候产生的伤害是可以接受的，有时候是不能接受的。

通常我们这样来把握：在医疗实践中，凡是医疗上必需的，或者是属于适应证范围的，所实施的诊治手段，就符合不伤害原则。如果诊治手段对患者是无益的、不必要的或者是禁忌的，而又有意无意地勉强实施产生的伤害，就违背了不伤害原则。

（四）不伤害原则的伦理要求

预防对患者的可能伤害或将伤害降到最低限度。

（1）树立不伤害的意识，在医疗活动中首先想到不要伤害患者，杜绝有意和责任伤害，把不可避免但可控的伤害控制在最低限度。

（2）培养为患者健康和利益着想的意向和动机，尽力提供最佳的诊治手段，避免伤害。

（3）权衡利益和伤害，对有危险或有伤害的医疗措施进行评价，选择利大于弊的措施。

（4）尽可能全面考虑各类影响病情的因素，把伤害降到最低限度。在工作中除了要考虑细菌、病毒、真菌、寄生虫、炎症、传染、肿瘤等因素，还要考虑身体功能、家庭、心理、社会等因素，任何忽略的细节都可能导致误诊或误治，都可能给患者带来不必要的伤害。

三、有利原则

（一）有利原则的含义

有利原则要求医务人员的诊治行为应该保护患者的利益、促进患者健康、增进其幸福。有利原则也称为行善原则。基本精神就是：做好事，不做坏事，制止坏事，扬善抑恶。

（二）有利原则的两个层次

低层次原则是不伤害患者。如果我们做不到更为优化的方案，起码我们尽量做到减少患者的伤害，尽量做到安全。

高层次原则是为患者谋利益，设身处地为患者考虑，考虑诊断、治疗，也要考虑康复，还要考虑社会功能，实现患者利益最大化。

（三）有利原则的伦理要求

1. 树立全面的利益观，以生命和健康为核心真诚关心患者

准确诊断、有效治疗，努力提高医疗业务能力，为患者提供最为准确的诊断和最为有效的治疗，通过高超的医疗技术提高患者的生命质量，满足患者的健康需求，用我们的真心和爱心真诚关心患者。

2. 提供最优化服务，努力使患者受益

首先考虑患者的利益，提供最优化服务，只做对患者有益的事，努力维护患者的生命健康，当患者利益与科学利益、医生利益发生冲突时，应该将患者的利益放在首位。优化的服务不但取决于我们的专业技能，有时也取决于我们的态度和耐心。

3. 努力预防或减少难以避免的伤害

全面分析病情变化，避免或减少身体的伤害，也要避免或减少心理上所带来的伤害，进行生物、心理、社会功能的全面恢复。

4. 对利害得失全面权衡，选择受益最大、伤害最小的医学决策

患者生病了就想快点好，用物美价廉的药品，做准确无误的检查，获得受到尊重的待遇，但有时医疗知识不足，想法难免偏差，行为难免偏激。这时需要加强沟通，让患者知道什么是最好的治疗：综合权衡，诊断明确，治疗得当，不耽误病情才是最好的治疗。

同时，有利原则还要坚持公益原则，从大局出发，将有利于患者同有利于社会健康公益有机统一起来。

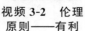

视频 3-2　伦理
原则——有利

四、公正原则

（一）公正原则的含义

公正原则即公平、正义，在医学伦理范围内，公正原则要求医务人员合理分配和实现人们的医疗和健康利益。总体的原则就是公平优先、兼顾效率为基本原则，优化配置和合理利用医疗卫生资源，体现人人平等。

（二）公正原则的类别

（1）形式公正原则　又叫完全平等原则，是指应该同等分配负担和收益。在医疗实践中，要求类似的病例以同样的准则加以处理，公平分配医疗资源。强调的是在基本医疗需求的公正绝对性，人人同样享有。

（2）内容公正原则　又叫合理差别原则，是指应该合理地差别分配收益和负担。在医疗实践中，尤其是出现医疗资源紧张或医疗资源不足的时候，应该有差别地对待，把资源给予最需要、最应该给予的患者。强调的是在特殊医疗需求的公正相对性，必须对患者进行择优选择，分配给达到某些特殊条件要求的患者，操作难度比较大，伦理问题也比较多。

（三）公正原则的伦理要求

在临床工作中，每个患者都是独立的个体，每个患者都不一样，但人人享有平等的生命健康权和医疗保健权；很多时候，患者在与医生护士交往的过程中还是处于比较弱势的地位，应该给予他们更多的公平和正义上的关怀。

（1）公正地分配医疗卫生资源。在普通医疗资源的分配上做到绝对公正，在特殊医疗资源上做到相对公正。

（2）在医疗态度上平等待患。生命面前，没有人应该拥有特殊权，只有病重才是特殊。

（3）公正地处理医患纠纷、医疗差错事故，坚持实事求是，合理兼顾各方利益。

如果同时遇到一位身患肝癌晚期有突出贡献的老科学家，和一位年仅10岁、患急性甲型肝炎（甲肝）的小学生，同时来到医院就诊，需要住院治疗。此时，由于医疗条件的限制，只能收治一位患者，应该如何公正分配这一个住院名额？此时，需要考虑的因素有很多，有医学方面的因素，一位是肝癌晚期，一位是急性甲肝；有社会方面的因素，一位是老人，一位是孩子，一位是老科学家，一位是小学生，一位是突出贡献者，一位是祖国未来的花朵。只能让一位患者住院，还是很难取舍的。这时就要从生命质量、治疗康复、生命价值、社会价值等因素进行综合分析和判断，做出公平公正的抉择。

五、医患沟通中的医德规范

医患双方的心理、行为互动方式是医患双方伦理道德观念的体现。一方面，医患之间的相互尊重、相互认同和相互信任都受到一定的道德规范约束，由于患者处于被动求助地位，医学特定的社会职能使得在道德领域内，医者的医德素质起着主导作用。另一方面，患者存在着强烈的被关爱、被重视的心理需求，需要人道关怀来消除疾病所造成的身心痛苦。医务工作者在医患沟通中具备良好的道德规范，有助于患者诊疗与康复。

1. 语言举止得当

医生的语言举止常常直接影响患者对医务人员的信赖感和治疗的信心。得当的语言举止可使患者产生尊敬、信任的积极情感，增强战胜疾病的信心。医生在诊治疾病时，要注意语言修养，称呼、声调、交谈方式都要适时、适度，并使患者感到亲切、温暖，切忌简单生硬。

2. 用词谨慎

医生的用词谨慎主要是指善于运用语言艺术，增强患者与疾病斗争的信心，以配合治疗，早日康复。因此，医生要善于应用五种语言：礼貌性语言，解释、安慰性语言，鼓励性语言，保护性语言和肢体语言。

3. 廉洁奉公

廉洁奉公是指医生要有美德和不以医疗手段谋取个人私利的良好医风，要正确对待患者的酬谢，在治病之前，医者索要或暗示患者送礼、收红包等，既坏了医务人员的形象又在社会中造成了恶劣的影响。

4. 一丝不苟

一丝不苟、尽职尽责是医生最基本的道德要求。"救死扶伤"是医生的天职，医生要处处为患者着想，在工作中严谨认真、一丝不苟、准确无误，不放过任何一个症状，不放过任何有利治疗的机会。为了挽救患者的生命，要有坚忍不拔的意志和不畏艰难、不辞劳苦的奋斗和奉献精神。

❀ 课后反思

1. 门诊医患沟通中如何运用尊重、有利原则？
2. 住院患者沟通中如何运用尊重、有利原则？
3. 你所体验到高尚医德的经历中，医务人员是如何带给你这样的感受的？

章节测试 3

第四章

医患沟通技巧——
语言沟通

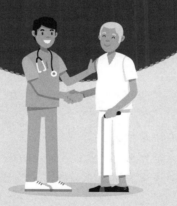

　　李阿姨今年 65 岁，老伴去年因胃癌去世，从手术到化疗的治疗全程李阿姨都陪在身边，看到了老伴的痛苦。今年李阿姨查出来肺癌，她非常绝望，决定不做任何治疗，不希望像老伴一样，罪也遭了，人也没了。医生经过详细评估发现李阿姨的肿瘤很小，且没有发生转移，如果积极治疗预后较为乐观。家属表示愿意接受手术治疗，但是李阿姨非常焦虑、担心，觉得自己即便手术了也会和老伴一样，不愿意接受治疗。

　　医生了解到李阿姨的情况后，到病房里和李阿姨聊天，就像是在跟一个朋友讲话一样聊起了家常。然后带着李阿姨一起分析了一遍检查结果。每一项指标他都会详细解释。最后和李阿姨说："我们最后来看看片子，你看这里是长了一个东西，但是它很小，而且边界非常光滑。这个和你老伴情况不一样。他的个头比较大，还有就是他的肿瘤已经从胃往里边长了，根本分不清哪里是肿瘤，哪里是胃。你的就不一样了，你看它老老实实就待在这里，哪也没跑。咱们现在只是通过看影像资料判断，具体什么样咱们还不知道。没准手术以后发现，你这个肿瘤切出来的是良性的也是有可能的。"李阿姨听完医生的话以后，感觉精气神一下子就回来了一些，心里踏实多了。

❀ 案例思考

　　1. 你觉得案例中促进沟通效果较好的因素都有哪些？
　　2. 同样的话，如果是家属讲给患者听，会不会产生一样的效果？

❀ 课前思考

　　1. 你听过的最温暖的话是什么？
　　2. 你听过最难听的话是什么？
　　3. 同样的意思用不同语言表达出来效果是否有差异？

　　良好的语言理解和语言表达能力是医务人员职业胜任力的基本要求，是建立医患关系的重要载体，是医患合作的基础，是表达医德内涵，实现医学人文关怀的重要路径。"良言一句三冬暖，恶语伤人六月寒"。医务人员在与患者沟通时，如果注意运用语言沟通技巧，会使沟通变得轻松融洽，对医生的诊治和患者的康复都有很大的帮助。医务人员善于运用语言沟通技巧，可以避免对患者造成语言性伤害。医学之父希波克拉底曾经说过："医生有三宝，言语、药物、手术刀。"《黄帝内经》

中也指出："人之情，莫不恶死而乐生。告之以其败，语之以其善，导之以其便，开之以其苦，曾有无道之人，莫有不听者乎！"可见，语言沟通在医疗工作中发挥非常重要的作用。

▼ 第一节 语言沟通概述

语言沟通是指以语词符号为载体实现的沟通，进行语言沟通首先要创造良好的语言交流环境，语言交流环境包括内环境和外环境。内环境主要指要以良好的心境进行沟通，例如不要流露出匆忙、勉强，甚至厌烦的情绪，以免令对方失望，使交流失败。外环境主要指交流场所，良好的沟通需要安静的环境，无刺激、室温适宜、体位舒适等，这样有利于沟通的持续。

医生与患者之间的语言沟通除采用一般人际交往的技巧外，应该针对医疗活动的职业特殊性与患者进行语言沟通。例如，语言在应用过程中具有传递信息、促进交流的作用，而医务工作者的医用语言对患者及家属有着心理暗示的作用，医疗工作中的语言关系到患者及家属的身心健康。由于医患沟通语言的问题而导致患者对医生的不解、误解、曲解比较普遍，影响医疗卫生事业的健康发展。

▼ 第二节 医患沟通的语言要素

一、听得懂的语言

医学是专业性很强的学科，诊断、治疗、康复、随访等所有的医疗过程，都可能涉及专业的医学术语。通俗表达医学专业术语对于没有受过正规系统医学教育的患者来说至关重要。过多的专业术语会阻碍患者对医生所传达信息的理解。每一位患者都希望"清清楚楚就医，明明白白治疗"，所以特别想听明白医生传递的信息。在临床实践中，医务工作者非常繁忙，患者人数众多，对沟通的效能提出了更高的要求，此时如果医务人员不能保证患者能够清楚自己的患病信息、认同自己的治疗方案，理解医生所做的决定，就会给双方带来困扰。

一方面是医学术语较多，另一方面是患者的层次参差不齐，理解能力千差万别。将沟通信息转换成患者可以听得懂的语言是医务工作者需要练习的本领。可以尝试用生活化的例子来进行解读，观察生活中的现象，将专业术语转化成生活中的例子，患者就更容易理解。下面列举几个医学术语转化为生活化语言的示例。

例 1 冠状动脉粥样硬化

就像水管子里的泥沙水垢，所以水流就不通畅了，供水就成问题了。

例 2 病态窦房结综合征

心脏就像发动机，窦房结是汽车的点火装置，坏了只能换了。

例 3 脑出血病变过程

这个病在未来的几天里会加重，就像你手臂受伤肿胀了，它会在以后的几天里会越来越肿，达到高峰期后，然后才慢慢消肿，无论你怎么用药，它都要经过这样的过程。发病后也会慢慢进入病情的高峰期，水肿后会影响呼吸、心跳等。一周内什么意外都有可能会发生。不出意外的话，经过一周左右才会慢慢退下来，病情才能慢慢稳定。

例 4 心肌梗死

就像你有一块地，浇水的水管堵住了，没有水庄稼就枯死了。

例 5 心肌梗死后引起的室壁瘤

就像一个劣质的气球，厚薄不均匀，吹足气后，薄的地方当然就会鼓出来。心肌梗死部分的心肌会变薄，薄的地方鼓出来就是室壁瘤。

例 6 肾透析

肾脏就像一个排废水的机器，肾衰竭时，相当于排废水机器损坏了，废物就会在人体内越积越多，会导致人体无法运转。肾透析就是相当于把人体清洗一遍，把机器废物冲洗干净，所以肾透析又叫"洗肾"。

例 7 自身免疫疾病

正常情况下身体的免疫细胞就像是一个国家的军队，担任着保卫国家的重任。但是得了自身免疫病，就相当于军队造反叛乱，攻击百姓，也就是正常组织细胞，造成损伤。使用免疫抑制剂可以治疗这种疾病，但是它的原理相当于裁去军队，当再有外敌入侵的时候，就不能保卫国家，也就是免疫力下降，容易发生感染。

例 8 过敏反应

过敏原就好像一滴水，你的身体就像是一只加热的油锅，当你接触过敏原的时候，就像一滴水落到油锅里，马上就会溅起很多油，反应很大，同样你的身体也有很大的反应，出现红疹、瘙痒等症状。

例 9 脑细胞损伤的不可逆性

人的大脑皮质的脑细胞很娇嫩，心跳停止几分钟就不可逆转地损伤了。好比生的米，已经变成了饭，再转回去变成米已经是不可能了。把米变成饭的过程比喻成脑细胞损伤的不可逆过程。

例 10 康复过程

就像你有急事下楼，你不能一下子跳下去，你只能一个台阶一个台阶下，你也不能一步跨得台阶太多，康复也是这个道理。

视频 4-1

听得懂的语言

二、听得进的语言

医患沟通中，首要的语言要素是让患者听得懂医生的话。但是都听得懂语言，患者不一定听得进去。人们常说的"左耳进，右耳出""当做耳旁风"都是在描述这类现象。医疗过程中，每一个环节的沟通内容都是非常重要的，如何将重要的内容让患者及家属真正听进去至关重要。

1. 在情绪平稳的状态下沟通

情绪和认知是人类心理生活的两个重要方面，近年来随着神经影像学技术的发展，越来越多的证据表明，情绪和认知因素之间存在相互交叉的作用，它们的神经机制在大脑中共同整合，形成了人类行为活动的基础。认知控制和情感加工大脑区域被认为可以相互控制和调节，对抑郁症患者的研究表明，其感知、注意力、记忆力和执行功能发生了变化。抑郁情绪通常伴随着认知功能的缺陷，研究者认为是情感和认知加工之间产生的资源竞争而引起。焦虑会削弱思考和集中注意力的能力，研究者认为情绪和认知之间的相互作用可能会阐明病理性焦虑的衰弱本质。多项研究表明，情绪对认知有普遍的影响。

在医疗情景下，受疾病进展的影响，患者会产生焦虑、抑郁、恐惧、担忧、害怕、紧张、愤怒等多种复杂的情绪。在沟通过程中，医务人员要善于察觉对方的情绪，如果患者处于激烈的情绪体验中，给患者一定的时间缓解再进行沟通。例如，患者刚刚得知自己患了重大疾病，可能还缓不过神来，这时交流的内容不管多重要，显然患者不容易听进去。或者家属沉浸在失去亲人的悲痛中时，也很难听进去医生讲的话。

2. 找到患者的关切点

医患之间沟通的内容涉及面非常广，单纯从生物医学角度来说，包括诊断、治疗、辅助检查、治疗费用、康复、疾病预后、注意事项等；从心理学和社会学角度来说，涉及患者的心理关怀、安抚情绪、社会角色、社会功能等内容的交流。医患沟通的时间是有限的，需要医务人员从患者最关切的内容入手，容易引起患者的重视，达到事半功倍的效果。例如，一个运动员，对于自己的关节损伤，可能最关心的就是治疗后运动功能是否受影响；一个喜欢美食的患者，在患了糖尿病以后，最关心的是自己是不是什么都不能吃了；一个独立性很强的患者，可能最关心自己手术以后能不能生活自理等。在医患沟通过程中，医务人员应主动了解患者关切的内容进行依次告知，有助于提升沟通的质量和效率。

3. 尊重患者的表达

患者和医护人员在人格尊严上是平等的。但在医院这样的特殊场所，加上医护人员忙碌的状态以及有些医护人员缺乏关爱的举止行为，难免让一些患者觉得医护人员并不尊重自己。医患沟通过程中，医生能够尊重患者的表达，可以传递给患者重视病情，愿意为患者提供帮助的信息，从而最大限度给患者安全感，尊重患者的人格尊严。

就医过程中的语言情感非常重要，语言上首先表达出尊重。说的内容、语音语调、表情都应注意。交流中多用敬语谦辞，"请""您""谢谢""对不起"这样的话在医护人员看来简单得不能再简单，但患者会立即感受到医护人员的尊重，同时也体现出患者和医护人员之间的人格平等。

说话时，根据不同地域、不同的文化层次人群的特点，不能千篇一律，否则说出的话让患者听不懂，反而是不尊重的表现。比如说"输液"，对有些患者而言，"挂水""打点滴"更能听明白。"洗手间"，有的人可能更习惯说"厕所"。面对个别患者的不合理要求，即使拒绝也不应推诿，应耐心解释原因，不可以粗暴地直接说"不"。为患者着想，应注意适当表达出来，这样更能获得患者的理解、配合及敬意。还有情绪上的安慰、治疗中的问候、关爱，也都是重者人格尊产严的生动体现。

视频 4-2 怎样说对方才肯听

三、灵活的语言

中国的语言文化博大精深，同一词在不同的语言环境中，表达的意思是不一样的，例如结实可以形容一个人的身体很强壮，也可以用来形容物体很坚固。同一个意思，用不同的词语表达带给对方的感觉也是不一样的。例如我们形容一个人的沟通能力好，可以说随机应变，遇到不同的人用不同的方式表达。但是，如果我们说见人说人话，见鬼说鬼话，就有贬义的感觉。

在医疗过程中，患者和家属的心理特别敏感。有些语言在医患人员听来没有什么，但是在患者或者家属听起来，可能是不好的暗示，或带来不好的联想，极大影响患者的心理。所以医护人员在和患者或家属沟通时，要特别注意语言的灵活性。避免用伤害性的语言，对患者和家属产生不良刺激。例如，我们对患者说"说了你也听不懂"，患者会感受到不被尊重，甚至感觉被轻视。如果换成"这种情况很复杂，很难短时间说清楚"，患者听起来会感受好很多。

列举一些临床情境下语言转换案例。

① 转换前：怎么现在才来？

转换后：病情还能控制，但以后记得不舒服早点就医。

② 转换前：让你吃这个就吃这个，问这么多干什么。

转换后：听起来你有些担心，是害怕对身体产生不良影响么？还有其他担心的吗？

③ 转换前：你怎么连这个也不知道？

转换后：可能你以前没有遇到过类似情况。

④ 转换前：回去要按时吃药，不然出了问题没办法。

转换后：按时吃药对你的治疗非常重要。

⑤ 转换前：这不归我管。

转换后：可以去问××科的医生，他们更了解情况。

⑥ 转换前：不听话，出了事情不要怪医生。

转换后：你这样做会对病情有影响，为了早日康复，希望能按照我们的说法来做，这样也会减少以后不必要的麻烦。

⑦ 转换前：早点来就不用开刀了。

转换后：虽然要挨一刀，但是术后会康复。

⑧ 转换前：你要是觉得网络能治好你就不要来找我了。

转换后：不能完全通过网络上字面的信息来进行诊断，每个人的情况都不一样。

⑨ 转换前：没床位我们有什么办法。

转换后：现在床位紧张，我们会努力协调，一旦有床位马上通知您。

⑩ 转换前：你平时不刷牙吧，牙齿坏成这样。

转换后：平时刷牙还是不够彻底，我来教你一下正确的刷牙方法。

视频 4-3
有话好好说

⑪ 转换前：你再不听话就不给你治了。

转换后：配合治疗非常重要。

四、规范的语言

医学的专业性集中体现在它是一门科学，科学要求实事求是，讲求实证。作为临床工作中传递医疗信息、表情达意、辅助医疗的工具语言，其科学性表现为一种准确精练的用语规范，不能模棱两可。临床医用语言与医疗卫生工作息息相关，临床医用语言的使用者是医务工作者，语言所涉及的内容与医学知识密切，语言的对象是患者及家属，使用临床医用语言的场所大都为医疗场所，使用临床医用语言的根本目的是传递医疗信息、表情达意、辅助医疗。因此，在注意通俗易懂的同时，也要注意语言的规范性。

用语规范的具体内涵是信息正确、表述简洁，医学是科学，来不得半点虚假，因此临床医用语言在医患沟通中的语境必须要信息正确、表述简洁。

1. 科学的内涵

作为传递医疗信息、表情达意、辅助医疗的临床医用语言，其内容首先应该是经过长期的科学验证的正确内容。这样语言才能充分发挥其作用，让患者及家属懂得医学知识，避免因不了解而带来阻碍，同时向他们普及医学常识，提高广大群众的医学健康素质。因而临床医务工作者使用医用语言时，应注意内容的正确性、方法的科学性。面对期望了解医学知识的患者及家属，应该以科学的内容为主，多讲医学常识，多灌输科学思想，帮助他们正确认识医疗卫生工作的科学性和严肃性。

2. 科学的表述

科学的表述是实事求是的表述方式，简洁明确、不夸张、不渲染。有时同样的意思在不同的场所采用不同的表达方式，会产生不同的效果。在向患者及家属表述时，语气要平和，语言通畅，态度和蔼，以免增加患者的压力。同时让患者重视疾病的严重性，并做到严谨与科学。

3. 科学的概括

医疗卫生工作繁琐、任务艰巨、责任重大，肩负着人类健康的使命。医务人员与患者及家属交流时，要对内容进行恰当地科学概括。正确使用临床医用语言，发挥其在交流中的作用，需要把纷繁复杂的内容进行科学概括，既节省时间，患者又感到清晰明了。做到有的放矢，主题明确，突出重点，简明扼要。

第三节　语言沟通技巧

一、称呼

称呼是指人们在日常交往中，相互之间采用的称谓，即人们交往时相互使用的称呼，它是人际交往中使用的呼语，指代某人或引起某人注意，以表达对人的不同思想感情的一种最简单的语言形式，是有声语言交际的一项重要内容。称呼别人时态度要热情、谦恭、有礼，称呼的用语要确切、亲切、真切，行为要主动、恰当、大方。称呼包括敬语、谦语、美称、婉称等。敬语是指表示约定俗成、礼貌尊敬的专用语，经常用敬语能表现出一个人的良好修养。与人初次交往，与尊者、长者交往，正式场合都应使用敬语。常用的敬语有您、您老、老人家、师傅、老师、书记、校长、厂长、主任、经理、教授、记者、先生、女士等。谦语是表示对他人尊重自谦的话语，与敬语相对应，主要用于自己，表示谦虚。一般情况下，对他人使用敬语时，对自己应用谦语。常用的谦语有在下、晚辈、鄙人等。

在人际交往中，称呼往往是传递给对方的第一信息，是人与人交往的开始。一个恰当、得体的称呼，往往会为建立良好关系打下基础；反之，不恰当或错误的称呼往往会令对方心生不悦，影响双方之间的关系。亲切友好的称呼能使人一见如故，冷漠的称呼能拒人之外，甚至产生矛盾和敌视。称呼具有强烈的感情色彩，心理学家认为，每个人都有自卑心理，人人都渴望被别人尊重。所以，人或多或少都喜欢敬称、尊称，而不喜欢含有贬义色彩的称呼。

在医疗情景下，通常对患者的称呼有以下几种方式。

1. 直呼其名

可以叫患者全名，要注意语气语调的变化，不要给患者有命令的感觉；也可以除去姓氏，称呼名字，比较适合同龄或者年纪大的医护人员称呼年龄相当或者年龄较小的患者，显得亲切。

2. 关系式称呼

可以叫哥哥姐姐、妹妹弟弟、叔叔阿姨，这种叫法会很快拉近医患双方距离，减少疏离感。对幼儿可以叫宝宝或昵称，学龄儿童可以称为小朋友或者叫小名。老人可以在姓氏前面加一个老字，例如老李、老张等，显得亲切。也可以将姓氏放在老字前面，例如李老、张老等，会多些尊重。

3. 职位式称呼

如果了解患者的社会角色，知道患者的职位或职称，可以直接用职位式称呼。例如，李主任、张主任等。

4. 职业式称呼

如果了解患者从事的职业，可以直接用职业称呼，例如，李老师、张医生等。

无论哪一种称呼，因地、因人、因关系远近而存在一定的差异。例如，东北人习惯称呼"哥""姐"，四川人习惯把有技术的人叫作"师傅"，后来演化为"师傅"和"老师"等。医务人员对患者的称呼，应依据患者的身份、职业、年龄等具体情况，因人而异，力求恰当表达出医护人员对患者的尊重。在不确定如何称呼的情况下，可以直接问患者如何称呼更为合适"请问我应该如何称呼您呢"，或者探索式提问"我叫您××可以吗"。

二、寒暄

寒暄是沟通的双方见面时以相互问候为内容的非正式交谈，主要功能是打破彼此陌生的界限，缩短双方的感情距离，创造和谐的气氛，以利于正式话题的开始。患者在就医之前往往带着紧张、担忧、焦虑、抑郁等各种情绪，医患之间简单的寒暄不但可以拉近彼此的人际距离，还可以让患者的情绪得到缓解，放松下来。

医患沟通主要是问候型寒暄。问候型寒暄的用语比较复杂，归纳起来主要有以下几种：表现礼貌的问候语，如"您好""早上好""节日好""新年好"之类；表现对对方关心的问候语，如"最近身体好吗？""来这里多长时间啦？还住得惯吗？""最近工作进展如何，还顺利吗？"；表现友好态度的问候语，如"生意好吗？""在忙什么呢？"等这些貌似提问的话语，并不表明真想知道对方的起居行止，往往只表达说话人的友好态度。

寒暄语的使用应根据环境、条件、对象以及双方见面时的感受来选择和调整，没有固定的模式，主要是让患者感受到自然、亲切。因此，寒暄时注意态度要真诚，语言要得体。客套话要运用得妥帖、自然、真诚，为彼此的交谈奠定融洽的气氛。

三、提问技术

提问在病史采集、医患会谈等过程中起着相当重要的作用。适当地提问既可以避免让喜爱倾诉的患者反复诉说自己的不适，也可以了解紧张、羞涩、不善言辞的患者最真实的情况。有技巧性的提问既不会使患者觉得不舒服、不想回答，也不会给患者反复重复自己病情的机会。既可抓住重点，又能节约时间。一般来说，常用的提问方式主要分为两种：开放式提问和封闭式提问。

1. 开放式提问

开放式提问，通常使用"什么""如何""为什么""能不能""愿不愿意"等词来发问，提出一个探索的范围，而不是限制回答的内容。开放式提问也会引导患者到一个特定的范围，但允许患者的回答更加自由，患者可以就有关问题给予详细解释和说明。

开放式提问的优势在于：鼓励患者更完整的讲述观点、医生有足够的时间和空间来倾听和思考，而不只是问下一个问题、促进有效的诊断推理、建立一种患者参与而不是医生主导的医患沟通模式。例如，用"什么"提问往往能获得一些事实资料，如"你的腹痛是什么样的"。用"如何"提问往往涉及某一件事的过程，如"当你第一次出现症状时，你在家里是如何处理的"。用"为什么"提问则可以引出一些原因的探索，如"你知道喝酒为什么对你有这么大的伤害吗"。当然，在问的时候不能仅限于用固定的某种方式提问，这会失去了解患者各个方面的机会，所以虽然同样是开放式提问，但仍然要结合起来使用，这样效果才会最佳。

开放式提问应该建立在良好医患关系的基础上，不然可能使患者产生一种被询问、被窥探、被剖析的感觉从而产生抵抗。提问需要注意方式、语气、语调、要循序渐进。

2. 封闭式提问

封闭式提问是事先对患者的情况有一种固定的假设，经常使用"是不是""对不对""要不要""有没有"等词，而回答也是简单的"是"或"否"即可。这种询问常用来收集资料并加以条理化，以澄清事实，获取重点，缩小讨论范围。当患者的叙述偏离正题时，用来适当地终止其叙述，并避免会谈过分个人化。但是如果过多地使用封闭式提问，就会使患者陷入被动回答之中，可能导致医生凭借自己的经验和主观印象做出诊断而忽略了患者其他方面的感受，也可能导致诊断的不准确。这种封闭式提问如果提得不恰当，会有花费了大量时间而不得要领的情况出现，毕竟还是患者最了解自己的病情。所以，在病史采集等需要和患者会谈的时候，必须结合开放式和封闭式两种提问方式，适当地使用才能达到最好效果。

开放式提问和封闭式提问都有意义，需要注意的是，在临床实践中医务人员往往舍弃开放式提问的方式，过于倾向使用封闭式提问。两种提问方式得到的结果大不相同，在医患沟通中，应选择在不同的时间用不同的方式提问。例如，在收集患者资料的过程中，尽量使用开放式询问，而在资料总结阶段，确定问题时，尽量使用封闭式询问。无论哪一种方式，都要尽量避免带给患者被审问的感觉。

3. 面质技术

面质是对患者身上存在的矛盾当面提出疑问。面质的目的在于以下几点。

（1）协助患者对自己的感受、信念、行为及所处情境进行深入了解。

（2）激励患者消除有意或无意的防御、掩饰心理，面对自己、面对现实并进行富有建设性的活动。

（3）促进患者实现言语与行为、理想自我与现实自我的统一。

（4）使患者明了自己潜在的能力、优势并善加利用。虽然面质是一种必要的治疗技术，但因其具有一定的威胁性，因此使用时务必谨慎。

常见的矛盾有患者的言行不一致，例如，患者说一定好好配合治疗，但是回家以后不按时服药，或者不进行康复训练。此时的面质，可以让患者意识到自己的行为带给自己的影响，改变自己的行为。理想与现实不一致，例如，患者希望能够早日康复，但是病情发展的结果是每况愈下。此时的面质，可以帮助患者更加客观地看待疾病的真实情况，利于患者进行客观理性的决定。前后言语不一致，例如患者说想要非手术治疗，但是过了一段时间又说想要手术治疗。此时的面质，可以帮助患者理清自己的思路。医患意见不一致，例如，患者觉得没有希望了，但是医生觉得预后效果较好。此时的面质，可以促进医患之间讨论彼此之间的认知差异。

4. 解释技术

在语言沟通技巧中，解释通常是医生运用所学的医学知识将患者的病情、症状、疑惑等解释清楚，使患者从一个新的、全面的、系统的、科学的角度来重新面对病情，提高认识，促进康复。解释是比较复杂的一种技术，它取决于医生理论知识储备和临床经验的丰富程度，医患沟通效果的好坏在很大程度上取决于医生理论联系实际的能力，初学者切忌将理论知识生搬硬套，用书本上死板的知识去和患者或者家属解释病情，忽视了现实中所遇到的人是形形色色的，问题是千变万化的。这样容易显得说服力不强，解释过于千篇一律，甚至张冠李戴。所以，进行解释时，首先应了解情况，把握准确，否则可能偏离主题，显得牵强附会。同时应明确自己想解释的内容是什么，若对此也模糊不清或前后矛盾，则效果就更差。再者要把对什么人解释，在什么时间运用什么理论怎样解释最好。影响解释效果的因素并非单一的，它不仅取决于掌握知识的多少，还在于灵活熟练创造性地在实践中运用知识的程度。医生在向患者及家属解释病因时，应该结合患者各方面因素考虑，不能武断地下结论，否则可能招致患者及家属的不满，引来医患纠纷。例如，有些患者的文化程度比较高，有一定的医学知识修养，领悟能力比较强，解释时可以更深、更系统、更全面。对于理解能力不够强，文化水平较低的患者，应尽量解释得通俗易懂，少用专业术语，多打比方，多举例子，这样更容易被患者及家属接受。有些患者是学医出身，懂得一定的医学知识，对医生的解释要求自然较高，当医生给他的解释与其之前接受的医学教育观念不同时，患者可能很难接受医生的解释。此时切不可说"你的问题就是因为你不懂，你不理解"或者"你不同意我的解释我就没办法了，到底是你懂还是我懂"等，强迫患者接受，这样的解释效果自然不会好。

5. 指导技术

医生运用自己的医学专业知识直接指示患者做什么。指导是医生对患者影响最为直接和明显的一种技巧。例如，内科医生会指导糖尿病患者如何注意平时生活中的饮食和运动，以防止并发症的发生。外科医生指导患者如何进行术后的康复训练，怎样做会使手术更加成功、预后更好等。使用指导性技巧的时候，医生应该十分明确自己对患者指导些什么以及效果怎样，叙述应该清楚，要让患者真正理解指导的内容。同时，不能以权威的身份出现，强迫患者执行，若患者不理解、不接受，效果就差甚至无效，还会引起患者的反感，甚至与医生产生矛盾，最终引发医疗纠纷。应该尽量使用规范的常用语，言词简洁明了、通俗易懂，使患者更加容易接受，同时体现出医生对患者的尊重和关心。

视频 4-4
三思而后言

6. 鼓励技术

鼓励是指医务人员表达对患者所讲的内容感兴趣、接纳，希望患者继续讲下去。例如，在患者讲话时给出一些肯定的回应，用"还有么"类似的问话，可以鼓励患者多表达，尤其是在收集资料的过程中，遇到性格比较内向、沉默的患者，多使用鼓励技术，有助于进一步收集资料。鼓励技术往往伴随非语言信息的使用，例如点头、面带微笑等。

❀ 课后思考

1. 你在学习中遇到最难懂的专业术语是什么？如何转化成通俗易懂的语言？
2. 在沟通过程中，如何让对方感受到被尊重？试举例说明。
3. 语言沟通容易引发对方不满的因素都有哪些？
4. 举例说明不恰当的表达如何引发医患矛盾？

章节测试 4

第五章

医患沟通技巧——
非语言沟通

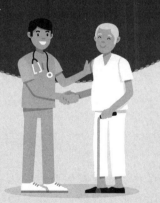

"一个不经意的眼神引发的投诉"

王医生是一名性格温柔随和、工作认真负责的医生，在临床工作十余年，没想到会亲身经历一次让她出乎意料的投诉事件。一次，她接诊了一位有语言发育障碍的患儿，正当王医生认真地与患儿母亲交流的时候，一名男子推开诊室门，探头进来满脸堆笑，以示"友好"。此时由于王医生正专注于分析孩子病情，思考治疗策略，所以她只看了男子一眼，并未给予更多回应。没想到在王医生开具检查单以后不久，这位男子领着患儿及其母亲返回诊室找到了王医生，他以检查项目过多，费用昂贵为由，要求王医生立即给他们办理退费。这时王医生才知道，原来这位男子是患儿的父亲，同时她也意识到了他的不良情绪，她非常耐心地和患儿父母多次解释孩子的病情以及检查项目的必要性，但结果仍然无济于事，患儿父亲反复表达自己对就诊服务的不满，执意要去找医院领导进行投诉……此时王医生心中充满了无奈、委屈和疑惑，她觉得自己的诊疗过程都按照规范进行，并不存在技术上的问题以及乱开检查的行为，家属就诊前后的态度为何转变如此突然？在王医生陪同患儿父亲去办理退号手续的时候，这位男子终于道出了自己的心声：他们原本十分看中王医生的资历，她不仅是研究生学历，还担任多个社会兼职，承担若干个科研项目。他们一开始对王医生的专业水平充满期待，但是当自己欲步入诊室来表达对王医生的敬意时，没想到王医生没有给予他期待的回应，而仅仅是瞥了他一眼，从王医生的目光中，他感受到的是冷漠和不屑，这就让他很难对王医生产生信任感。听了患儿父亲的这番话，王医生又打量了一下这位男子，虽然情绪不稳，但是样貌端正、衣着整洁，十分体面。王医生心中默默慨叹，没想到自己在门诊工作的一点疏忽，对患者家属缺乏那么一丝回应，都会给家属带来如此强烈的心理感受，导致双方产生这么大的误解。

❀ 案例反思

1. 患者家属在就诊过程中心理状态的前后变化有哪些？
2. 如果你是王医生，你会怎么帮助患者平复情绪、减少疑虑？

❀ 课前反思

1. 何种性格特点的患者容易在就诊过程中出现不良情绪？
2. 医生在临床工作中需要注意哪些非语言沟通细节？
3. 通过哪些方法可以提高医生的非语言沟通能力？

在医患沟通中，医生往往比较注重的是交流的内容，并且认为语言表达是传递信息的主要因素。在医疗工作中，缺乏经验的年轻医生可能会因为在医患沟通过程中忽略了某些重要的细节，比如只顾速度，只追求专业技能，忽视患者的感受，或者在某种程度上缺少对生命的敬畏，使医患沟通产生误解，造成沟通障碍，有时会进一步发展为矛盾冲突，让医患关系愈发紧张恶化，甚至造成伤医杀医等恶性事件。所以我们应当认识到，医患沟通是一个相当复杂的过程，除了谈话内容，医患双方还在不经意间传递着彼此的内心感受和情绪状态等许多其他信息，实际上眼神、表情、手势、姿态、动作等无声的肢体语言可以弥补语言沟通的不足，防止语言沟通不畅带来的误解，这一章我们重点讨论一下医患沟通中的非语言沟通。

▼ 第一节　非语言沟通概述

一、非语言沟通的含义

非语言沟通（nonverbal communication）主要是指非语词性沟通，是以非自然语言为载体所进行的信息传递，包括声音、面部表情、眼神目光、身体姿势、肢体动作和行为、仪表、服饰、空间距离和方位等内容。心理学研究指出，在沟通会谈的总效果中，语词的作用占 7％，非语言沟通的作用则占到 93％的比例，可见其在交往中的重要地位和作用。在医患沟通中，医生如果能准确识别、理解患者的非语言信息，并且能够根据诊疗内容、环境、对象和目的等恰如其分地运用非语言信息，对实现医患之间的有效沟通有很重要帮助。

二、非语言沟通的特点

非语言沟通蕴含丰富的信息，人们的大部分交流是通过非语言形式实现的，我们每天会表达和回应大量的非语言信号，而且非语言沟通有时能够传递出比语言交流更加准确的信息。临床工作中，如果患者是言行一致的，非语言沟通可以起到重要的辅助作用；反之，非语言沟通则会有效地揭示患者的真实想法和心理状态。

1. 真实性

非语言沟通有时是在意识控制之下的，有时是无意识流露出来的。在大多数情况下，人的无意识的、不自觉的表情动作居多，基本上是个体受环境刺激出现的本能反应。因此，越是无意识的肢体语言，越能体现个体的内心世界，真实性越强。

在医患交往中，应该多观察社会人生，多观察病例，了解意志控制与实际病情、体态表现与内心所思之间的内在联系，鉴别患者言行的真伪，体会患者真正的内心世界。

2. 模糊性

非语言沟通的模糊特性，除了语言本身的模糊因素以外，还有动作体态方面的原因：①肢体语言动作具有多义性。以瞪眼为例，可有愤怒、好奇、仇恨或诧异等含义。而惊恐面容可见于过度紧张、焦虑、甲状腺功能亢进（甲亢）、肺栓塞等不同的情绪和疾病，并不特指哪一种。②非语言依附于不同的语境氛围，可表达不同的语义。同样是"笑"，在具体的交际语境中，可能是同事间真诚的笑，可能是仇敌间的狞笑，可能是情人间羞涩的笑，也可能是某种出于无奈的苦笑等。③肢体语言的动作并无明确的规范，也是造成其模糊性的重要原因。④肢体语言的模糊性，还常发现在受众不同，理解亦有不同上，不同人解读肢体语言时的仁者见仁、智者见智现象十分明显。掌握肢体语言的模糊性特点，准确理解患者的体态动作的寓意，学会明辨患者在不同情况下的常见肢体语言，将有助于对病情的分析、推理、综合、诊断和治疗。

3. 共同性

非语言沟通的运用是极为广泛的，即使在语言差异很大的环境中，人们也可以通过非语言信息了解对方的想法和感觉，从而实现有效沟通。无论是从生物学角度还是从社会学角度来看，人类拥有基本相同的器官，也拥有十分接近的思想感情，因此人们表达思想和情感的方式有着共同性。例如，无论是何种种族、性别的人，他们喜悦、高兴的感情几乎都是以笑的形式来表达，悲哀、痛苦的感情几乎都是以哭的形式来表达等。可见非语言沟通是不同文化背景下人们通用的交际手段。同时，要注意非语言沟通有民族文化差异，例如，在医生面前表示"无可奈何"，欧美人常以耸肩和摊开双手的方式来表示，亚洲人则一般示以垂首或嘘叹。在临床使用非语言沟通时，要注意患者的民族特点及对非语言的理解习惯，避免造成医患沟通的误解。

4. 情境性

不同的情境中，相同的非语言符号表示不同的含义。例如，在不同的情境下，流泪既可以表达悲伤、生气、委屈等，也可以表达幸福、兴奋、感激、满足等情感。表达的环境对患者有暗示作用，并影响非语言沟通的使用。例如，患者说话时，用手掩住嘴，压低声音，可能是表达的内容不希望别人知道，也可能怕吵到其他患者休息，这需要医生结合患者的神态和具体情境综合理解。

三、非语言沟通的作用

医生将语言沟通和非语言沟通有机结合才有可能实现医患间的有效沟通，

才能使医学不仅是一门科学，也成为一门艺术，才能使医生精进为"有温度"的医者。在医患沟通时，学习并掌握非语言沟通方式具有两方面的作用：一方面，医务人员作为肢体语言的使用者，必须学会并掌握肢体语言的基本知识，在实践中正确运用肢体语言来辅助自己的口语表达，实现医患沟通的理想效果；另一方面，医务人员作为肢体语言的解读者，必须善于"阅读"患者的体态，正确领会理解患者的体态含义，做出正确判断，从而便于诊断和治疗疾病。

1. 表达情感

非语言沟通的功能是表达情感和情绪。由于各种原因（如疾病或特定情景等）使语言对情绪、情感的表达受限，故需借助非语言方式以增强沟通效果。例如在产妇分娩时，医务人员紧握着产妇的手以表达支持和陪伴，使产妇获得力量和安慰。通过一个眼神、一个动作与患者沟通情感，常有"此时无声胜有声"的效果。在一些特定场合，如在因病失去语言能力的情况下，肢体语言可以用来独立发挥表情达意的功能，帮助阐明病情、分析病

视频 5-1
医说医图

因、做出明确诊断等。例如，对于危重患者不能用语言表达病痛感受时，医生在查体过程中，可以通过患者的体态反应判断病变部位。

2. 获得语言之外的信息

由于医院环境特殊，患者及家属常处于紧张、不安和恐惧当中，所以对周围信息特别敏感，尤其是对医生或护士的言谈举止、表情神态等流露出来的信息更加关注，并以此来推测检查治疗的结果和预后等。他们通过触觉、视觉、语音语调、身体动作、面部表情等细节来解答心中的疑虑，获得相关信息。此外，在沟通交流中，人们常感到词不达意或难尽其意，语言表达过程中同时使用非语言方式来辅助，可弥补语言的局限性。

3. 建立关系

人与人的信息沟通包含内容（说什么）和关系（怎么说）两个层面。内容交流多用语言，关系的体现则多依靠非语言表达，俗话讲"一句话百样说"，那么这句话怎么讲，要看对谁讲，并由沟通双方的社会关系或心理关系（心理接纳程度）来决定。人们也恰恰是通过别人有意识或无意识的非语言信息，来理解并影响沟通关系的。

非语言行为有助于表明医生对患者的关注，有助于建立良好的信任关系。出于职业要求，每个医务人员必须善于解读患者的肢体语言，判断其心理状态，对那些潜在的、未能直接表露的信息应及早把握，对患者暗示的某些不满，应及早进行解释、沟通，采取相应的措施，避免医疗纠纷的发生。

▼ 第二节　非语言沟通技巧

一、肢体语言

肢体语言是以身体动作来传递信息、传情达意的沟通方式。如人们见面时点头、握手或拥抱，用身体语言向对方表达问候、欢迎、致意。在交谈时，随着谈话的内容而变换神情，表达对沟通的认真态度、自己的感受及对对方情感的理解，这样能增强沟通的深度和效果。

肢体语言包括头语、手势和身姿三种，当在不同的语境下，结合不同的语言使用时，相同的肢体语言也会有多种含义和不同的作用。

1. 头语

头语是人们经常使用的一个姿势动作，能简洁明快地表达人们的意图和反应，结合不同语境，也可以表达多种信息。头部动作有点头、摇头、昂头和低头。

（1）点头　点头可以表达"赞许""是""允许""你好""对""很好"等。例如，在医生进入病房时，若患者是多位，不便一一打招呼，可以环顾并微笑点头以示关心和问候；当患者在治疗过程中表现出坚强和配合时，用点头表达赞许和肯定，会增强患者的信心。

（2）摇头　摇头可以表达"不是""不行""无奈""不理解""不对"等。例如，在患者提出违反医院规章制度的要求时，微笑着摇头拒绝，比直接说"不行"的表达态度既坚决又温和，可以降低患者的受挫感。

（3）昂头　昂头表示充满自信、胜利在握、心情愉悦、目中无人、性格高傲等。从一个人的头语状态，可以了解部分性格特质。医生的昂头挺胸体态要适度，避免给患者高傲、难以接近的印象，导致沟通的心理阻碍。

（4）低头　低头表示顺从、害羞、委屈、情绪低落等。若见患者低头沉思，就要关注他的情绪反应，充分解读患者的心境。

2. 手势

手被称作人的第二张脸，可以传递更多、更丰富的非语言信息，是肢体语言最主要的形式，使用频率最高，形式变化最多，因此手势的表现力和感染力也最强。一般手势可分为情意手势、指示手势、象形手势和象征手势，使有声语言更加形象生动、富有感染力。在使用过程中，注意不同地域文化所表达的手势含义是有所区别的，避免造成误解。使用手势要注意幅度和频率，不要幅度过大夸张，或频率太快，否则会影响沟通效果。关注和解读患者的手语，以便更好地理解患者的真实状态。例如，患者谈论什么内容时，是两手放松的；谈到什么内容时，则两手紧握，说明他对所谈事情有焦虑和担心，可能这就是我们沟通工作的重点。手势具有很强的心理倾向性和表达力，通过使用规范、优美的手势引领患者，可以表达一个医务人员的职业素养。

（1）介绍　介绍的时候，无论介绍人还是介绍物，都要注意手势。如把同事介绍给患者，要面向同事，手势指向患者。可以伸出右手给双方做介绍，介绍谁的时候手势示意谁，而不应双手开弓。手应五指并拢，拇指稍弯，掌心与地面呈45°斜角，手臂稍弯曲。

（2）引领　在楼道拐弯处或上下楼梯时，也要用手势提醒。在说"请右拐""请上楼""请注意脚下"的同时，用手势表达出来。在进出房门、电梯的时候，也应用手示意。

（3）举手致意　多用于向他人表示问候、致敬、感谢。当医务人员忙于工作，而又看见相识的人时，可向其举手示意，消除对方的被冷落感。彼此相识的人在公共场合相见，相隔又较远时，也可以举手致意。举手时面向对方，掌心向外，切勿乱摆。

（4）挥手道别　这是医务人员祝福患者康复出院，以及患者及其家属向医务人员表示感谢时所用的常规手势。挥手时注意目视对方，否则会被理解为目中无人；掌心向外，左右轻轻挥动。因为很多人对医院和疾病有忌讳，所以在道别时，忌说"再见""欢迎再次光临"等语言。

3. 身体姿势

身体姿势可以反映出一个人的情绪状态、健康情况及沟通时的定位。符合医生职业的沉着状态、自然的姿态，除了展现稳重、自信的气质，也给患者留下当班医护人员热爱岗位、积极热情的好形象。在实际工作中，医生的形体动作非常重要。如一个患者在手术开始的时候看到医务人员诚恳友善地点头鼓励，会感受到温暖和安全感；或者医生在与老年患者交谈时，有意探出身体保持略微前倾的坐姿，则体现出对老年患者听力障碍的了解及人格的尊重。相反，医生问诊的时候不断地低头书写，焦躁地抖动身体、转笔、突然身体瘫软地靠在椅背上都会给患者被忽视的感觉。

二、表情

表情是指通过眼部肌肉（主要是眼轮匝肌）、面部肌肉和口部肌肉的变化来表现各种情绪状态。在医患沟通中，如此近的距离足以看清双方面部任何的细微表情，因此表情是使用最为频繁的非语言沟通手段，其中表现力最丰富、使用最广泛的是眼神和微笑。

1. 眼神

医生应该用目光接触来感染、鼓励和关爱患者，促进双方的良好交往和密切合作，并从与患者眼神对视中来检验和判断其心理状态。不论什么情况下医生的眼神都应是专注、凝重、友善及亲和的。通过这样的眼神，配合关切的语气，向患者传递和暗示真挚的情感，真诚的态度和平等的心态。

在医务工作中，医生使用目光接触有如下具体要求。

（1）目光注视的部位　医生注视患者的部位应有所讲究，一般而言，应以患者的双眼和口之间为宜。对女性患者不宜注视胸部和下体。

（2）目光注视的时间　目光既不可长时间地盯着患者不动，也不可在对方脸上掠来掠去。在交谈时，既要不时地用短促的目光注视患者，让患者感到医生在聚精会神地听他诉说，又不能目不转睛地盯着患者，使患者精神紧张、局促不安，造成不必要的误解。

（3）目光注视的方式　应体现庄重和友善，含有敌意的目光和漫不经心的眼神都是应当避免的。目光在沟通中的作用为：①表达情感。目光可以准确、真实地表达人们内心微妙和细致的情感。如深切注视表达爱意、怒目圆睁传达恨之切、目光闪烁回避表示恐惧等。②比语言更充分、更有感染力。③调控互动。沟通双方根据对方的目光判断其对话题和内容是否感兴趣，对自己的观点和看法是否赞同。在医患交谈中，如发现患者左顾右盼、东张西望，目光游离不定，应及时调整谈话的内容或方式。目光不仅能显示人际关系的亲疏，还可以显示人际关系间的支配与被支配地位。

2. 微笑

来自医生的自然、真诚的微笑，表达着对患者的安慰与鼓励，有助于增强医患间的情感共鸣，帮助患者减轻病痛带来的恐惧与焦虑。但需要注意，在危急重症的救治过程中，不恰当地微笑可能会引起不必要的误解。

三、触摸

触摸是一种非常有感染力的非语言沟通方式，平时我们用它来表达包括亲切、关爱和愤怒等在内的各种情感。在医患沟通中，适时触摸可以传达关心和同情。同时，在特殊场合触摸本身就可以有一定的治疗作用。然而，使用触摸的方式和时间必须合适，要考虑患者的敏感程度和医生的职业行为准则。常见触摸的形式主要有抚摸、握手、依偎、拥抱等。

1. 握手

在与人交往时，握手是用来表示友善的最好方法。握手时要双目注视对方，微笑致意或问好，不可心不在焉。标准的握手姿势是平等式，即大方地伸出右手，用手掌或手指用一点儿力握住对方的手掌，所用力度和时间要注意场合和身份，多人在场时注意按顺序进行，切忌交叉握手。

2. 触摸的要求

运用触摸这种沟通方式时应保持敏感和谨慎。受文化背景因素的影响，人们对身体接触的理解、适应和反应程度是有差异的。触摸可以产生积极的作用，有时也可能产生消极的反应。选择触摸时应考虑被触摸对象的性别、年龄、文化背景及被触摸的位置等诸多因素，注意观察对方的反应，及时做出调整，避免给对方产生威胁或被侵犯的感觉。

（1）根据沟通场景选择触摸方式　只有与环境保持一致协调，触摸效果才会良好。如家属被告知患者病危时，握住患者家属的手或将手放在患者家属的肩膀或手臂处，可以起到较好的安慰作用。

（2）根据沟通对象选择触摸方式　从中国的传统习惯来看，同性之间比较容易接受身体接触，而对异性应持谨慎态度。

（3）根据双方的关系选择触摸方式　只有医患双方的关系达到一定程度后，采用触摸才不会觉得唐突和尴尬。

（4）根据文化背景选择触摸方式　不同的文化背景有不同的禁忌。俗话说"男子的头女子的腰"，也就是说这两个部位在我国是触摸禁忌。在我国异性之间用握手表示友好，而国外男女之间用拥抱表示友好。

3. 触摸的作用

（1）有利于传递各种信息　触摸传递的信息是其他沟通形式所不能替代的。如触摸高热患者的头部，可以传递对患者的关心和对工作负责的信息。

（2）给予心理支持　触摸是一种无声的安慰和重要的心理支持方式，可以传递关心、理解、体贴、安慰等。产妇分娩时，护士抚摩产妇的腹部或握住产妇的手，产妇能感到安慰，减缓疼痛。

（3）辅助治疗　心理学研究表明，医患肢体接触的动作常常会对患者产生良好的效果。例如，为呕吐患者轻轻拍背，为动作不便者轻轻翻身以变换体位，搀扶患者下床活动，双手握住患者的手以示安慰或祝贺等，这些都是明显表达医护人员善意的接触性沟通。

医疗服务的环境中，医护人员对患者直接实施医疗行为时，通常会有肢体接触。如果医护人员善于运用肢体接触，比如做身体检查时手法轻柔、寻找病灶时接触位置准确等，就能够传达医护人员对患者的关怀，快速地与患者建立起信任关系，对患者治疗疾病、康复身心发挥最直接、最关键的作用。

四、仪容仪表

仪表是人的容貌、体形、神态、姿势、服饰、发型等综合表现，在一定程度上反映了一个人的精神面貌。对人们的初次交往来说极为重要，即所谓"第一印象"，往往会"先入为

视频 5-2　肢体语言

主"，还会影响以后的交往。

（一）发型发式

医务人员的头发要适时梳理、经常清洗，保持头发的干净、卫生，不能有明显的头皮屑，无异味，发型要朴实大方。

男医生鬓角不盖过耳部，头发前额不触及眉眼、脑后不触及后衣领。

女医生可以适当染发，但颜色不宜过于古怪、鲜艳，刘海不遮眉眼。其他岗位的女士不留披肩发，可以束发或盘发，发不遮脸，不宜使用过于鲜艳或另类的发饰。

（二）面容要求

医务人员要注意面部清洁和适当修饰，保持健康、积极、自然的状态面对患者。

眼睛是心灵的窗户，眼的修饰应注意保持清洁。女士可以化淡妆，以贴近自然为宜，但不要当众补妆，不要当众擤鼻涕、挖鼻孔、掏耳朵；男士要及时修剪鼻毛和耳毛。不论男士还是女士，均应保持嘴唇滋润，不要让嘴唇干裂起皮，给人不良印象。吃过东西之后，还要注意不要在牙齿上或牙缝中留下异物，要注意日常的口腔卫生，避免口臭。男士胡须应以整洁清爽为宜，不论蓄须与否，都应经常修剃。

仪表、衣着服饰是一种无声的表达，人们通过它可以表达自己，了解别人。在人际关系中有一种人际心理是"以貌取人"，外在形象会使人们对他人有很多相关想象，影响第一印象。工作服应该整洁、庄重、大方、适体、衣裙长短和松紧适度，并且方便工作。患者是以医生的仪表、衣着服饰来判定其职业素质的。例如，一些人在求医过程中会莫名相信面相老成稳重的人，而且会对其做出临床经验丰富的推测。医生如果不穿白大衣，患者就不敢坦然地让其进行检查，对医生指导意见的专业性也会有所怀疑，产生不信任感。而且医务人员要特别注意不能浓妆艳抹、佩戴夸张的首饰，因为这类装扮不符合医生职业角色该具备的特质。医务人员的服装要注意整洁、庄重、大方、合体，与医院环境和谐统一。

五、距离与方位

医患会谈的距离应根据双方的关系和具体情况来掌握。正常医患之间的会谈，双方要有适当的距离，约一个手臂的长度，避免面对面的直视。这种位置使患者和医生的目光可以自由地接触和分离，而不致尴尬和有压迫感。医护人员对患者表示安慰、安抚时，距离可近些。此外，医生和患者间的年龄、性别、身份不同也应该有不同的距离和方式（图 5-1、图 5-2）。

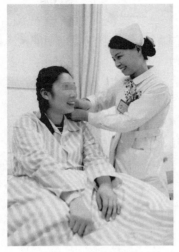

图 5-1　亲切关怀

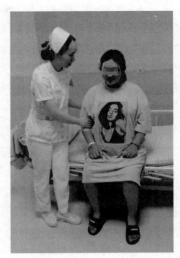

图 5-2　热心扶助

六、环境布置

医院的环境布置对患者有很多暗示作用和心理效应，故沟通要注意选择环境，根据沟通内容或沟通对象的关系选择合适的沟通环境。例如，若与患者沟通的内容涉及隐私，不适合在病房内当众沟通，应选择独立空间或隔离环境，这样交流会有安全感。

医院环境的布置能反映医疗水平、服务质量等相关信息。比如，病床、隔扇等安排是否充分考虑了患者的感受，重症监护室（ICU）的病房设计能否给患者或家属安全感。近年来，医疗机构也越来越多地把墙壁由白色涂成了给人宁静、整洁感的淡绿色或蓝色；护士服也从白色换成粉色或淡绿色，给人温馨感；楼道、病房摆放绿色植物和鲜花，都在无形中传递出对患者的体贴和关爱。在一些儿童医院，贴有很多卡通漫画，可以减缓儿童对医生或医院的恐惧心理。

视频 5-3　此时
无声胜有声

七、辅助语言和类语言

辅助语言系统包括发声系统的各个要素，如语调、语气、重音、音质、音量、语速、言语中的停顿等。类语言是指没有固定语义的发声，如哭声、笑声、叹息、呻吟及各类叫声。

（一）语调

语调是指整个语句声音的高低曲折变化。一般来说，语调分升调、降调、平调、曲调四种，语调的升降变化能表达不同的语气。同一语句语调不同，能反映多种多样的感情色彩。在医学口语中，由于对象和场合的不同，需要表达不同的感情，掌握语调的变化，对于医务人员的语言表达，无疑是大有益处的。

有时，在医务人员进行医学科普宣传或讲解病情时，在叙述性语句中，也常用升调来加强语气。医学口语中降调的使用是比较常见的，如"今天看上去你的气色好多了"（肯定），"你真有毅力"（感叹），"同志，请您不要大声喧哗"（祈使），"很遗憾，我们已经尽力了"（陈述）。有时，在医学口语中，当为了表示事情的严重和不可逆转，也使用降调。平调的语调高低基本不变，常用来表示严肃、叙述等语气，如"我们医院确实有规定不能这样做"（严肃），"我们医院是一所三级甲等医院"（叙述）。

汉语因为有语调的变化，所以说起来抑扬顿挫，优美动听。医患沟通是在特定的氛围中进行的，在这个过程中医生说话的语调成为患者重要的信息源。一般来说，医患沟通中医生的语调以平调和降调为主，即使使用提问，调子也放得偏低，因而显得沉稳有力。在实际沟通中，大多数医生喜欢复述患者的话，同时给予肯定，这种复述大多以平调或降调进行。还有一种句调，从医患沟通的角度讲，一般是应该禁止使用的，就是曲折调，是指先升后降或先降后升的调子，一般表示含蓄、讽刺、赞叹等意味，这显然不适合医患之间的特定关系。

（二）语气

语气是说话人在交际中对谈到的情况所持的态度，包括患者的语气及医生的语气。语气只有四种：陈述、疑问、祈使和感叹。陈述是叙述或说明事实，是医患沟通中用得最多的一种语气。感叹语气常用来表达某种强烈的感情，在医患沟通中一般较少使用。祈使句是表示要对方做或不做某事，语音强度一般比陈述句重，表示命令、请求、禁止、劝阻等语气。在医患的特定关系中要慎用祈使句，同时注意说话的口气要真诚、温和、礼貌。在与患者沟通时，医生要留意判断患者语气的非语言内容，并重视这些信息在交流中隐含的意义。

（三）言语中的停顿

言语中的停顿在医患沟通中可以为双方提供思考的时间，让患者有时间去回忆，也被用来鼓励患者诉说自己的病情和想法，还可以用来表示一段对话的暂时结束。

例1

医生：您以前的身体怎样？有没有疾病史？

患者：我上学的时候肠胃一直不太好……

医生：（注视患者并点头，停顿，让患者有时间去回忆）

例2

医生：您能详细描述一下您的症状吗？

患者：好的，这段时间，我总是感到乏力（停顿，若有所思……）。

医生：（停顿，鼓励患者诉说自己的病情和想法）还伴有其他症状吗？

例3

医生：您还有其他的问题吗？

患者：没有了。

医生：（停顿，表示一段对话的将要结束）那好，让我来概括一下您刚提到的几个问题。

（四）音质、音量

音质、音量对于沟通信息的效果也会有影响，好的音质有助于信息接收；音量适中，对于人们进行信息的理解有益。比如医务人员用尖细的声音跟患者说话，即使是关心的话语，患者也很难有被关心的感受，因为过高分贝的声音容易使人忽略语言信息本身内容。汉语的重音变化使得一句话变换多种含义，灵活使用辅助语言使沟通更加丰富和准确。

（五）语速

语速的快慢在医学口语中也极为讲究，对于表情达意相当重要。从一般意义上的表达技巧来看，语速变化是使口语形成节奏、气势的有效手段。在语言学上，语速大体分为三种：快速200字/分钟以上，中速180字/分钟左右，慢速150字/分钟以下。当然，在实际应用中，是不可能拘泥于这些数字的。医学口语之所以要强调语速，是因为在医疗工作的不同场合和情境条件下，语速应有所选择和变化。

医学口语的快节奏用于比较危急、紧急的场合。在接待急诊患者、处理危重患者的抢救事宜、在手术室进行手术等时机，医务人员的话语应当节奏明快，快而不乱，语言句式则多用短语，忌用长句。

医学口语的慢节奏主要用于在平时的正常语境条件和悲痛的场合。就场所而言，在门诊室里正常接待患者，在病房里与患者的日常交谈，一般用中速节奏。而在有些特殊语境条件下，如向患者亲属宣告噩耗，与患者谈及令人悲痛的事情等，则应以较慢速度进行。这样，一是对患者及亲属表示尊重，二是为患者留下足够的思想准备时间。

（六）类语言

类语言的使用，可以更好地理解发出哭声、笑声或呻吟声的一方的情绪状态。每一种类语言发声具有不同的含义，比如哭声有悲伤的表达，也有喜极而泣。婴儿不同的哭声里有不同的需要，准确地解读这些信息，可以更好地理解对方。从患者的呻吟状态可以解读其痛苦程度及承受限度，这样可以使用更为有效的语言给予患者安慰。

视频 5-4 声音

▼ 第三节 非语言沟通要点

医生应在诊疗的全过程中，尽自己所能去满足患者的情感需求、心理需求与信息需求，这就要求我们在上述各个环节都要注重融入非语言沟通，这样才能提升医患沟通质量，以促进医患关系的和谐。例如患者以往不良的就医经历，对患者产生了负面影响，曾经的委屈、不满或者误解，很可能会投射到本次就诊中。这种情况下，需要医务人员抱有更大的同情心和耐心，及时地觉察，探究原因。此时恰如其分的非语言沟通，可以有效辅助医务人员对患者进行安抚和关怀。

非语言沟通交流可以辅助语言交流，也可以替代语言交流，增强语言的感染力和表达效果。非语言沟通的运用需要通过视觉、听觉等感觉来体会沟通的内容和内涵，这就容易受限于沟通对象、语言环境、文化背景、民族风俗习惯等多方面因素。所以非语言沟通运用恰当会带来积极的效果，运用不合时宜则会弄巧成拙。

一、给患者留下良好的第一印象

非言语行为在心理学的首因效应中也起到重要作用。医生的仪态仪表、举手投足都影响着沟通，因为在医患接触时，患者首先感受的是医生的举止、风度、语言等外在的表现，和蔼可亲的言谈举止可使患者产生尊敬、信任的心理，增强战胜疾病的信心。医生必须养成举止谦和、文明礼貌的行为习惯。

二、协调、自然

口语表达和表情、举止同时进行，注意协调一致。举止要自然不做作，在与人交流时保持自然端正的站姿或坐姿。若不分交流对象，也不分场合运用一些搞怪的动作、表情，很容易引起别人的反感。眼神、面部表情要自然真实，避免矫揉造作或虚伪夸张。如果表情游离于谈话内容，与内心真实情感、情绪变化不相符，就会让人莫名其妙，无法理解。

三、适度、温和

非语言沟通要自然适度，才会得体优雅，给人的感觉才不至于过于古板或过于夸张浮躁。人们说话所用的语调、强调的词句、声音的强度、说话的语速及抑扬顿挫等，都会起到帮助表达情感的效果。医生在与患者沟通时，主要注意的是语速和声调，要以亲切的语气和平缓的语速与患者沟通。飞快的语速与过于响亮的声调都会给患者不安全的感觉，尤其是医生和患者对于某些问题的看法不一致时，医生应该注意控制语速及声调，不要在情感上刺激患者。

运用手势时，不可幅度过大，也不能过于僵硬刻板，对方才会感觉舒服，如果手势挥动过多频率过快，会传递急躁的情绪。衣着服饰也要恰当，要适合职业特点、出席的场合及自己的个性特征。得体适度的衣着让人感觉亲切自然。服饰要与身份相符合，医务人员不适合过于华丽的服饰。

微笑是人类情感最温暖的一种表达。在合适的语境下，面带微笑与人交流，会使对方自然产生好感和亲近感。面带微笑是良好沟通的先决条件。比如患者被推进手术室，可能会陌生紧张，此时又不适合说太多的话，那么医务人员的自然微笑表情能使患者有温暖和踏实的感觉，减缓紧张、焦虑。

四、灵活、应变

在与人沟通的过程中，我们会遇到一些意想不到的情况，或自己语言表达不恰当，或对方反应不如预料好，或周围环境出现了没有考虑到的因素等，对于猝不及防的情境，善于运用非语言形式处理往往会比语言有更好的效果。

如果陷入窘境，进退维谷，可以用不动声色来应付尴尬。这样的肢体语言，容易使自己冷静面对，又会使当时的情境被冷处理。比如，在患者比较急躁甚至指责医务人员时，医务人员镇静自若、平稳温和的神情，比用语言解释更容易让患者平静下来处理问题。在面对有些请求需要拒绝的时候，微笑着"摇头"使医生表达的态度既坚决，方式又柔和，让患者易于接受。灵活运用身体语言，会让我们处理医患关系更自如。

五、表现同情心

大多数患者会对展现出同情心的医生心怀感恩。同情或者同理心就是设想自己处于对方的位置上。正如奥斯勒（W. Osler）爵士提到的："尽量减轻患者的精神痛苦，走进他的情感世界，温柔地探索他的思想。亲切的话语、热情的问候、同情的注视，患者会理解这些举动的含义。"例如以下对话。

患者：3年前，我在外地出差的时候，妈妈去世了，当时我都来不及赶回家。

医生：（抬头注视患者，关切的眼神，低沉的语气）当时您一定很难过吧。

有些医生在医患沟通训练之初就会比其他医生更富有同情心，这与受训者的个性有关。表现同情心是可以后天学习的，表达对患者同情的技能包括：与患者保持良好的目光接触和关爱的眼神；采用合适的身体姿势和音调；注意倾听患者的话语；捕捉患者的语言和非语言暗示并予以适当的回应；恰当地表示对患者的理解。在临床工作中，同情是一种强有力的治疗手段。

❀ 课后思考 --

1. 谈谈在医患沟通过程中肢体语言对沟通效果的影响？
2. 如何利用非语言信息促进沟通效果？
3. 对于说话不方便的患者，可以采用什么方式进行沟通？
4. 举例说明非语言沟通对沟通效果的影响？

章节测试 5

第六章

门诊医患沟通

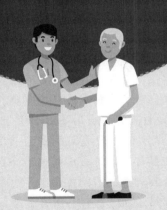

想打开他的心结，一定要找到那把真正的钥匙

一名老年女性患者因为膝关节疼痛一年多，膝关节疼痛时好时坏，这次到门诊骨科就诊说："我的膝盖痛了很久，去了好多医院，吃了药好一点，但就是治不了根。"

医生："做过检查吗？"

患者："做过很多检查，没查出什么问题，就说我年纪大了患了关节炎。"

医生："是的，你这就是膝关节的骨性关节炎，痛的话吃点药也没什么特殊的。"

患者："可是我痛了这么久了我很担心"。

医生有些不耐烦地说道："没事的，这是正常的一种退变，很常见的，这段时间痛的不严重不用吃药了，回去少走路！"

患者将信将疑悻悻地走了，医生觉得患者大惊小怪，这种病治疗就是这样。

医患双方都在自说自话，结果两个人都很不满意。

如果刚才的情景换个沟通方式。

患者说："我的膝盖痛了很久，去了好多医院，吃了药好一点，但就是治不了根。"

医生："我能理解你的苦恼，这种情况不少见，很多老年朋友都会出现，你做过什么相关的检查吗？"

患者："做过很多的检查，没查出什么问题，就说我年纪大了患了关节炎。"

医生认真翻阅患者的病历并且仔细阅片，再回答说："是这样的，从你的检查看，你确实是患了膝关节骨性关节炎，存在软骨磨损，但并没有很严重，如果关节积液增多疼痛加重，建议吃些消炎止痛药，减少负重行走，一般就可以缓解。"

患者："我现在虽然不是很痛，但会时不时加重，我很担心。"

医生继续耐心解释道："反复出现关节肿痛症状是这种疾病的一个普遍现象，对于出现关节退变的老年人很常见，这种疾病进程会自己停止或减轻，用药只是减轻炎症缓解症状，如果这段时间痛的不严重可以不用吃药了，但建议避免负重及剧烈运动，减少上下楼梯及蹲起活动，这样给关节修复一个良好的环境，它会好得更快一些！"

🍀 **案例思考** ------------------------------

1. 如果你是患者，你对前后两个医生哪个更满意？

2. 你的疑虑在哪个医生解释后会消除多一些？

1. 你是否有过这样的经历：患者疑虑重重而来，通过医生的耐心沟通，虽然没有给患者做任何治疗，但是患者离开的时候如释重负。你总结达成此效果的医患沟通技巧有哪些？

2. 对于慢性病反复治疗效果一般的患者，在门诊医患沟通你觉得难点有什么？

3. 你是否有过门诊就医的经历（自己、陪同家人或朋友）？

4. 你的门诊医生在沟通方面做得好的经验有哪些？不好的经验有哪些？

门诊是医院医疗服务的前沿窗口，医务人员在此直接对患者进行诊疗、咨询、体检、预防保健、导诊、手术等多项服务内容。门诊就诊患者流量大，身份各异，病情复杂，就诊随机，心态多样。导致门诊工作过程中连贯性不强，风险大。门诊服务质量的高低、就诊环境的优劣、收费合理与否、等待时间长短等问题，都可能引发患者的不满，导致医患矛盾的发生。门诊是医患沟通的重要场所，门诊医患沟通的质量直接影响患者对医院的整体认知评价。当患者在门诊就诊过程中遇到困难或不满时，门诊作为医患沟通的第一门户，有效沟通，化解矛盾，建立和谐医患关系至关重要。

本章主要介绍门诊首诊患者和复诊患者的沟通注意事项，以及针对不同个性患者的沟通要点。

▼ 第一节　门诊疾病及患者特征

一、门诊疾病特征

门诊是患者的首诊窗口。门诊疾病谱广泛、病种繁杂。常见病、多发病往往能够得到尽快诊断，及时处理。但有些疾病累及多系统或临床症状不典型，往往需要进一步检查和多科会诊，程序变得复杂，还有一些疾病临床诊断无法明确，加之诊疗费用等非医疗因素影响，患者可能出现不满情绪而导致医患纠纷。门诊医生不仅需要精湛的诊疗技术，还要针对诸多不确定因素对患者做好解释工作。

二、门诊患者特征

（一）身份各异

门诊患者来自社会各阶层，其职业、信仰、文化程度、经济状况、生活背景不尽相同，对同一疾病的描述不尽相同，甚至相差很大。不同患者经济承受能力和医疗保障方式不一样，如城镇职工基本医疗保险、城乡居民基本医疗保险、商业医保和自费等。这些因素直接影响对疾病的认知程度和就医需求。

（二）心态多样

由于患者职业、社会背景的不同，所患的疾病病种不同，患者对疾病的治疗需求及求医心态各不相同。有的对所患疾病极端焦虑，信心不足；有的对疾病盲目乐观，遵医嘱行为较差。有的因"久病成医"，一知半解，对疗效要求甚高；有的因为之前就医或者网络查询相关知识，对医生不一致的观点提出疑问。

（三）需求多样

家庭经济条件较差或自费患者，往往要求医生给予最简单有效的治疗，他们希望使用最便宜的药物，以减轻经济负担；而家庭经济条件优越者，则希望得到更优质的诊疗服务。对于身体健康过分担心的患者，只是来寻求安心，希望多做检查。有些患者因为担心经济或者是对身体有损害，不愿意做辅助检查。也有些患者就医是希望医生给予诊断证明，申请病假休息。还有部分患者对医院的医疗服务有较高的要求，不仅要求诊断明确，同时要求治疗高效而不良反应少。

（四）就诊随机性强

患者就诊时间往往取决于其主观意向，可能是患者比较便利的时间，也可能是患者认为诊疗效果好的时间。例如，上午患者量明显高于下午患者量。就诊的随机性会导致在短时间内来诊患者数量增多，时间比较集中而出现就诊高峰。高峰期候诊时间延长，接诊时间相对缩短，部分患者会因急躁出现抵触情绪。平均诊疗时间相对缩短，增加医生对疾病诊断的难度。同时，高峰门诊量增加了药剂、检验、影像等各科工作量，容易出现差错，发生医患纠纷的概率增加。

三、门诊工作特征

（一）诊疗工作繁重、时间短

门诊工作要求在单位时间内接诊众多患者，诊疗工作十分繁重。在综合性医院，一名临床医生一天往往要接诊超过一百名的患者。患者量增加势必导致每位患者的接诊时间过短。在有限的时间内，要完成每位患者（特别是疑难患者）从询问病史到体格检查、阅读既往诊治资料、分析病情到提出处置意见、解答患者问题，完成诊治过程，确非易事。接诊时间的短暂，与提高医疗服务质量形成突出矛盾。在此环境下，易于引发医患矛盾。

（二）诊疗环节多

门诊是一个诊疗功能比较齐全的系统整体，从患者挂号、候诊、就诊，到医院提供检诊、分诊、诊断、检验、放射、注射、治疗、取药等是一连串的由多个环节组成的流程，在这个流程中，任何一个环节都可造成门诊的严重拥挤，给患者带来不便。"三长一短"现象（即挂号时间长、候诊时间长、检查处置取药时间长、诊察时间短）频发，引发患者不满情绪，在和医生接诊过程中发生冲突和不满。

（三）接诊不连贯

由于参加门诊的各专科医师多定期轮换，不能长期固定。各位专家每周按规定时间出门诊，加之临时公派任务、休假等因素，导致门诊医师流动相对频繁。因此，对就诊患者，特别是多次复诊的患者，往往会遇见不同医师接诊。客观上增加接诊医师了解患者诊治全过程的难度，诊疗风险增大。患者在内心容易对比不同医生的诊疗，非连续性诊疗会造成个别患者心理不易接受和沟通障碍，产生医患纠纷。

（四）门诊工作的系统性强

门诊工作涉及临床与非临床、医学与药学、医院管理学、卫生经济学等多学科领域，需要多部门通力合作。参与门诊的人员有医疗、药剂、护理、工程技术、财会和管理等不同专业的人员，有高、中、初级技术职务人员，有实习生、研究生以及临时聘用人员等。门诊医务人员不仅仅要和患者沟通，还需要和多个部门进行协调，例如患者需要住院治疗，要和住院处医务人员做好沟通和衔接。门诊工作的系统性与多元性势必带来沟通的多元性。

▼ 第二节 门诊医患沟通技巧

一、首诊患者医患沟通

（一）首诊患者

首诊患者是指第一次到医院就诊的患者。心理学家洛钦斯提出了"首因效应"的概念，是指最初接触到的信息形成的印象对以后行为活动和评价的影响，也就是"第一印象"。第一印象并不完全可靠，但是一旦形成，改变起来并不容易。因此，在人际交往中，每个人都力图给别人留下良好的第一印象。医患之间的第一次接触，也是建立良好医患关系的第一步。

（二）建立关系

建立关系是一个容易被想当然或者忘记的任务。医生在整个接诊过程中想尽力弄清楚患者的病情时，关系常常起着主要作用。在心理治疗中，医生和患者之间的关系对治疗效果的影响超过任何一个心理治疗技术的影响。在医疗过程中，如果不对这些建立关系的技巧加以注意，诊疗的具体任务实现起来会变得非常困难。例如，一个医生的诊断和治疗方案都非常正确，但是患者不信任他。对于医生来说，所有的努力没有得到认可。对于患者来说，往往选择换一个医生进行再次诊疗。造成双方都挫败的主要因素是医患之间的关系没有建立。

营造与患者的和谐关系，不管在什么样的情况下，对治疗的成功都是极为重要的。

在门诊，医生与患者的关系本质上是短期的，可能只有几分钟的时间。和谐、融洽的关系可以使患者在与不熟的人讨论时感觉舒适。医生面对众多陌生的患者，又要在短时间内完成建立关系的任务，需要多种技巧的综合运用。

1. 构建融洽的氛围

努力营造和谐的氛围，使患者感到被理解、被尊重和支持。是否能建立和谐的沟通氛围，医生对患者的反应起到了至关重要的作用。当患者说出了自己的想法、感受、意见、担忧、期望等，医生应给予接受性反应。接受性反应也称为支持性反应，是指医生非批判性地接受患者所说的话，承认患者拥有自己想法和感受的合理性，重视患者的作用。无论患者的想法或者情绪因何而来，医务人员倾听并接纳患者的情绪或观点，对于建立医患沟通非常重要。接受性反应需要注意以下几点。

（1）接受不是同意　接受并不意味着医生必须同意患者的想法。基于个人的知识背景等多方面的差异，医生和患者之间的观点差异性很大，甚至是背道而驰的。区分接受不是同意非常重要，可以使医生从同意患者观点的思维定式中解放出来，才有空间接纳患者的进一步表达。

（2）不要立即反驳　当患者和医生的想法不一致时，不加批判地接受患者的想法并不容易。例如，很多患者喜欢在网上搜索疾病的相关信息，有些方法十分不科学，但患者信以为真。这时，作为专业训练出身的医生，往往第一反应是反驳。一个想法的形成是一个循序渐进的过程，患者的观点、行为也是长期固化下来的结果。马上反驳对方，容易引发双方对立的情绪。医生要先确定和承认患者的想法而不是立即反驳，这样才不会引起患者的本能防御。例如，患者说"我吃了你开的药以后就开始胃痛了"，此时如果医生说"不可能，这个药不会引起胃痛"，医患之间就失去了探讨胃痛是怎样的状况、什么时间痛的、疼痛的状态等细节问题的机会。如果医生说"是么？你可以多说一说吗"，患者就有可能更加详细地描述胃痛的症状，才有机会通过进一步收集资料判断胃痛的真正原因。

（3）避免"是的……但是……"句式　对于大多数人来说，在陈述自己的观点时，有一个习惯性的句式，就是"是的……但是……"，以此纠正对方错误的想法，继而提出自己的观点。医患之间掌握医疗信息的不对称性，更容易引发医生在和患者交流的时候用此句式，从而导致患者没有机会进一步表达自己的观点，医生也容易陷入先入为主的判断中。

（4）接受性反应的步骤

第一步：倾听患者的意见、担忧、想法等。

医生可以通过命名、重申或总结，承认患者的想法。例如，患者说"我感觉我得了不好的病，最近吃不下饭，人也瘦了好多"，医生可以回应"你担心自己的食欲不好，消瘦是癌症引起的是吗"。

第二步：承认患者的观点以及他们拥有这些观点的权利。

医生可以通过恰当地点评，承认患者有权力这样去感受和思考，例如上述案例，医生可以回应"你想确定一下这是怎么回事"。尽量避免反驳和质问患者的表达，例如"有病都是自己瞎想出来的，你这不是自己吓自己么"。

第三步：解释你对患者的问题的理解，力求达成双方共同理解的基础。

医生可以告知患者，因为患者提供的信息详细，让医生对患者的病情有更多理解和判断，然后说出自己的观点。基于前两步的沟通，医患之间初步建立信任的关系，此时医生讲出自己的观点，患者更容易接受。

接受性反应使医生对患者保持开放的态度，建立探索性框架，将医患双方的防御转化为共同理解的基础。

2. 非语言信息的使用

在人际沟通中，大部分语言和非语言沟通是同时进行的。语言沟通大多在主动控制之下，而非语言沟通在我们的意识边缘或潜意识中进行。非语言沟通可以服从有意识的调控，例如有意识地提高声音，转换身体姿势等；也可以在潜意识层面进行，从而可能比经过慎重考虑的语言更能体现人们的真实情感。所以，语言沟通往往在传递智力观点及想法上更有效，而非语言沟通在传递态度、责任、情感上更重要。

（1）读懂患者的非语言信息　建立良好的医患关系，理解患者，因人而异，"解读"患者的非语言信息至关重要。有时候医疗情景会阻碍患者用语言表达感受和想法，例如，妇科问诊涉及患者的隐私时，患者往往会出现为难的表情、沉默、不知所措等表现。读懂了患者的非语言信息，医生可以给予语言的鼓励，也可以让患者的家属在门诊外等候等方式，促进患者的进一步表达。非语言信息也给了我们丰富的信息来了解患者的人格特质。例如，患者低着头进来，话很少，不敢看医生，声音很低，肢体动作小心翼翼。这些非语言信息提示我们在和患者交流的时候需要多鼓励患者。反之，患者声音很高、滔滔不绝，完全不顾及周围的环境，这些非语言信息提示我们在问诊过程中需要更主动地引导，避免患者答非所问。

（2）使用医生的非语言信息　医生可以从患者的表情、动作、说话的方式中读懂患者，同时也要意识到医生的姿势、动作、表情等，也会对患者产生影响，从而影响医患之间关系的建立。如果医生不注意自己的非语言信息，传递的内容很可能让所有为沟通做出的努力都白费。语言信息和非语言信息相互矛盾，例如，医生说"不用过于担心，这类疾病临床治疗的效果挺好的"；但是医生的非语言信息是声调比较低沉，表情比较凝重，患者很难受到医生语言信息的鼓舞。反之，如果医生讲的时候，声音充满力量，表情也是轻松的，患者才能收到一致性信息。我们必须有一个认识，当语言信息和非语言信息不一致时，非语言信息往往会获胜。而患者受疾病和医疗情景的影响，往往会对医务人员的非语言信息过分关注，对医生的第一印象往往建立在非语言信息基础上。因此，在医患最初建立关系时，医生尤其需要注意自己的非语言信息，利用目光接触、表情和善等非语言信息构建关系，而不是破坏关系。

3. 使患者成为参与者

随着医疗服务理念的进一步发展，患者不再是被动的医疗行为接受者，而成为医疗活动的共同参与者，医患沟通是医生的一种专业精神和义务，要想与患者实现有效沟通，只是医务人员单向沟通是不够的，还需要患者的合作和参与。患者和医生在简单的门诊诊疗过程中，存在非常多的不确定性。例如，患者不知道自己是什么疾病、严不严重、能不能治愈等，这些不确定性会导致患者的焦虑情绪，阻碍有效沟通。医生运用技巧来减少不确定性，是建立医患关系的重要内容。

因此，医生在诊疗的过程中，首先要和患者分享自己的想法。例如，我现在的想法是……因为……我考虑到……所以我们做……检查。这种公开信息的方式，会让患者更加理解医生的做法。必要的时候，医生需要说明一些检查以及治疗方法的原理，减少患者的疑虑，也有助于患者主动参与医疗决策过程。

建立关系的重要性不仅仅体现在门诊的首诊患者沟通过程中，在医疗的任何过程中都很重要。但医患之间的关系，是由初次诊疗过程发展而来的。患者希望医生技术水平过硬，医疗知识丰富，他们也需要和医生建立良好的关系，感到被理解，感到被支持。良好的医患关系，患者对医生满意度更高，医生的挫折感会减少，对工作满意度也会随之增加，形成一个正性循环。

（三）沟通要点

1. 安抚患者情绪

通过第一印象的管理，医患之间如果第一次接触就能建立良好的医患关系，后续沟通将融洽得多。首诊患者往往焦虑指数较高，对身体健康的担忧，对医院环境的不熟悉，对就诊程序的陌生，往往不知道如何叙述病情。急于交待病情，但又不知如何叙述，当患者见到医生以后更加紧张。此时医务工作者可以先适当安抚患者的情绪，再进行诊疗工作。首先对患者的称呼，可以更为家常、亲切，例如对老年患者可以称之为"大妈""大爷"，儿童患者可以称为"小朋友"，利用有限的时间拉近医患之间的关系。

2. 加大导诊环节的服务质量

现代医院疾病的划分越来越细化，门诊分科也随之越分越细，很多患者或家属站在门诊大厅犹豫了半天可能还不知道自己要挂哪个科。往往是头痛医头、脚痛医脚。例如，对于很多女性而言，如果发现自己的乳房有疼痛、肿块或结节的症状，很可能会选择去妇科就诊；实际上，乳腺科是独立于妇科之外的临床科室。还有一些患者虽然咨询了导诊台，但由于疾病的复杂性、发展性，或者是症状描述不全面等原因，也可能导致科室选择错误。例如，腹痛是常见的症状，如果是转移性右下腹痛考虑为阑尾炎，挂胃肠外科；先发热再腹痛，考虑消化内科居多；如果咳嗽明显伴发热，右上腹疼痛明显要挂呼吸内科；腹痛同时伴有乏力、出汗、胸痛，则要考虑是否为心肌梗死，应挂心内科。因此，挂错科、走错科的现象时有发生。不但耽误时间，也可能延误了病情。在导诊环节增加经验丰富的医生提供志愿服务，提升门诊导诊的服务质量，可以提升患者的满意度，减少医患矛盾。

3. 耐心细致

首诊患者因为对就诊过程不了解，沟通过程很容易产生理解的偏差。不同个体同样的治疗、同样的药物、同样的解释，患者的反应不同，效果也不同，过敏反应等意外情况时有发生，需要医生对患者耐心交代病情，耐心解释，充分说明。

中国的语言很复杂，同字不同音，同音不同字，还有多音字，非常容易在沟通中造成误解。例如，医生让患者回去后禁食，患者如果理解成了进食，截然相反，有可能酿成大错。患者需要两周后复诊，而患者忽略了这个信息，以为看完病就没事了，导致疾病治疗不能持续进行，威胁患者的健康，也有可能造成医疗纠纷。因此，在时间有限的情况下，对于重要的医嘱或者事情，医务人员应邀请患者或家属回馈。请患者和家属讲解以后，判断信息理解是否到位，是否一致。

4. 树立信心

首诊患者在疾病诊断以后通常会问"医生我的病能治好吗""我的病严重吗""要不要紧"。这些问题都反映出患者对疾病的担忧。很多慢性病，是难以治愈的，需要终身服药来控制，例如糖尿病、高血压。如果医生只是单纯回答"治不好的"。患者往往会觉得病情很严重，已经到了无法救治的程度，背负沉重的心理负担，失去了治疗的信心。医务人员可以列举一些成功的案例，让患者有信心对抗疾病，同时也让患者感受到和医务人员并肩作战，对诊疗服务更容易满意。

5. 人工智能与人工服务并行

随着现代化的发展，人工智能也开始进入到医疗行业。自助挂号机、自助缴费机、自助发票打印、自助取检验结果等，都为患者的就诊提供了便利。日新月异的变化对于初诊患者来说并不了解相关流程，有可能带来的是不便利。例如，患者缴费成功后来到影像科排队，但并不知道需要先自助报道，确定自己的序号。等待时间过长，带来情绪上的变化，容易激化医患矛盾。尤其是老年患者，对人工智能的手段非常不熟悉，在此过程中可能走很多的弯路。因此，人工服务的协同作用不可忽视，对于操作流程不熟悉的患者给予详细指导。在患者就医的过程中，医务人员应关注患者因流程不熟悉带来的情绪，给予一定的安抚。同时，也要对一些新的操作方法给予一定的解释。例如，有的患者去做的一些影像学检查，结果可能需要等待几小时，但是医生可以通过互联网系统看到检查的结果，对患者进行及时的告知和指导，可以大大降低患者的等待时间和缓解患者的焦虑情绪。

二、复诊患者医患沟通

（一）复诊患者

复诊患者，顾名思义，是指不是第一次到医院就诊的患者。复诊患者可能是刚刚诊断疾病复查的患者，也可能是"久病成良医"的患者，是门诊的常客。相比首诊患者，复诊患者对于患者的角色已经有了一定适应，对疾病的诊断治疗也有了初步认识。同时对医务人员的诊疗水平往往提出更高的要求。

（二）沟通要点

1. 患者对不同医生的对比

门诊患者就诊具有一定的随机性，医生因为排班和外出导致出诊时间存在差异，容易出现复诊医生和首诊医生不是同一个人的现象。某些患者在不同的医院就诊，和不同的医生打交道，也导致同一患者接受不同医务人员诊疗的现象。仁者见仁，智者见智。同样的疾病，不同医院、不同医生，治疗的习惯不尽相同。患者自身也存在着治疗偏好差异。例如，感冒导致的发热，有的患者习惯吃药，有的患者为了好得更快倾向于打针，有的患者愿意采用中医的方法退热。在和不同的医务人员接触过程中，患者内心会产生比较，这些治疗上的差异容易成为医患之间产生误解的原因。此时，医务人员应详细和患者解释自己做法的初衷，如何考虑的，患者知道了为什么这样做，疑虑消除，也就理解了差异原因。

2. 不评价他人的治疗方案

当医务人员给予的治疗方案有差异时，患者倾向于探究谁的治疗是对的，谁的治疗是更好的。医务人员需要坦诚和患者解释，不同医生的治疗方法的确存在差异。临床治疗有很多时候是在冒险，因为不知道哪个方案的结果会是最佳的。患者首诊和复诊的时候，病情并不是一成不变的，随着疾病的发展和变化，治疗手段也不尽相同。也有一些患者，找不同的医生就医，就是想听听不同医生的观点和诊断，最后综合考虑再确定治疗方案。因此，医务工作者不应在患者面前评价其他医务人员当时的做法，以免引发不必要的纠纷。

三、门诊患者的常见分型及沟通要点

疾病常常引发患者出现焦虑、抑郁、恐惧等情绪，导致患者在和医生互动的过程中行为模式和正常状态下有一些偏差。医务人员应针对患者的状态做一个初步的评估，沟通过程中要学会变通，因人而异。

（一）焦虑型患者

疾病最容易引发患者的情绪体验是焦虑。"有病乱投医"就是对患者焦虑情绪的写照。过度焦虑的患者，常常表现为问题比较多，容易问问题，反复问同样的问题。患者甚至都意识不到自己的焦虑，只是不断地问问题。很容易激发医务工作者的不耐烦情绪，尤其是在已经和患者进行解释的情况下，患者还是反复提问。无奈之下，医务人员容易采用沉默、指责、不予理睬等态度。患者的焦虑情绪没有得到缓解，加上医务人员的回应态度冷漠，成为医患纠纷的危险因素。这时候医务人员可以问患者："你是不是很紧张？"帮助患者说出当下的情绪体验。当患者意识到自己的焦虑情绪时，就会缓解很多，也开始意识到自己的行为对医务人员的影响，从而调整自己的行为。

（二）恐惧型患者

患者因为对病情不了解，对疾病的预后容易产生灾难化想象。例如，认为自己从此以后就是一个废人了，伴随疾病对生命的威胁引发的死亡恐惧，导致患者处于高度恐惧的状态。此时医务人员应耐心和这类患者解释病情。语言上多强调"我们一起努力"，让患者意识到和医生是并肩作战的，有被支持的感觉，克服内心的恐惧。

（三）抑郁型患者

患者因为疾病的影响，常常导致一些生理功能和社会功能受限。例如，膝关节损伤的患者，不能从事剧烈运动。有时候由于疾病的原因，导致部分功能缺失，例如不能行走、耳聋等。患者容易出现抑郁心理，甚至觉得生活没了乐趣。对于这类患者，医务人员应引导患者从积极的视角看待自己的疾病，多关注自己还可以做的事情。帮助患者恢复康复的信心，提升生活质量。

（四）依赖型患者

有些患者在治疗过程中非常配合，完全遵从医生的指导。从治疗的角度来说，有利于疾病的康复。但如果患者过度依赖医生，也是对自己应承担责任的逃避。一旦没有治疗效果，有可能责怪医生没有治好。对于此类患者，医务人员要和患者强调医患是合作的关系，感谢患者的全力配合，由于医疗的不确定性，重大决定最终还是要患者和家属自己做选择，让患者承担起属于自己的责任。

（五）角色缺失型患者

患者对疾病没有正确的认识，盲目乐观，忽略治疗及康复的注意事项。例如，医生说需要休息，患者说没有时间，还要工作。医生说，需要坚持到医院康复训练，患者说在家自己练习就行了。简单说，就是不遵从医嘱的患者。此时，医务人员要和患者强调疾病不良预后带来的负面影响。尽量避免患者因为一时的不以为然，造成事后的无尽麻烦。

每一个人都是一个独特的个体，不能通过以上简单的分类就概括所有的患者。在和患者及家属的交流过程中，医务人员要学会变通自己的沟通方式。

四、影响门诊医患沟通质量的因素

研究发现，向患者介绍治疗方案的利弊、解释检查的原因、解释检查的结果，是影响程度最大的前三位因素，对门诊医患沟通综合质量评价有较大影响。而在临床实践中，由于门诊时间的有限性及患者就诊人数过多，导致医生往往忽略以上三

视频 6-3 沟通
因人而异

个内容的沟通。例如，听了患者的主诉后采取直接开检查单、检查结果返回以后直接针对患者的情况进行诊断和治疗、直接给患者开药、转住院等治疗方案，都为医患之间的误解、矛盾带来了隐患。此外，医院先进设备越来越多，医务人员依靠自动化、信息化、程序化的先进医疗技术，凭借各种检查结果进行诊断和治疗。这种将患者与疾病分离的做法，易使医务工作者忽视患者个性化病史等，进而造成漏诊、误诊，影响患者对医生的信任。缺乏肢体接触的检查，也会拉远医患之间的距离。

医务人员在门诊诊疗时，应重视讲解治疗方案的利弊、检查的原因、解释治疗结果及告知治疗方案的依据。

▼ 第三节 门诊医患沟通案例解析

【案例 1】

患者被诊断为阑尾周围脓肿，包块形成，需入院手术。医生边开入院证明，边说："之前的医生如果早点给你开点消炎药，不至于现在吃这苦头！"患者一听就发

起火来："我到那家医院看了两次门诊，医生都说没什么事，叫我回家了。我要去找他们医院算账，赔我住院费。"

案例解析：这是一个复诊患者。疾病都有一个发生发展的过程，有可能这位患者开始就诊的时候病情的确很轻，不需要用药。或者医生考虑患者自身的身体健康状况可以自愈而没有开药。复诊医生认为是初诊医生的诊治不当过于武断，并在患者面前表达，引发了不必要的医疗纠纷。

考查知识点：复诊患者的医患沟通要点。

【案例2】

患者（女，45岁），因"不明原因停经数月"，挂了知名妇科专家号，因未提前预约而临时申请到了加号，经过一上午的耐心等候，终于轮到她就诊。要求专家对泌尿道感染一并处理，专家拒绝写处方给药，建议到泌尿科就诊。两人为此产生了争论，在争执过程中，专家对该患者说"更年期，无法交流"，陪同患者一起就诊的朋友也在场，患者感觉自尊心受到伤害，投诉医生。

案例解析：女性患者对自身形象比较敏感，对"更年期"这一说法比较避讳，通常认为是衰老、神经质的代称。医生在患者朋友面前说出这样的话，让患者感觉自尊心受到伤害，隐私没有得到保护，产生不满。医生与患者沟通过程中，对于患者提出的不合理要求，能够耐心解释；涉及患者隐私问题，应委婉告知，禁忌在外人在场的情况下告知。案例中的专家并没有真正去关心患者，没有与患者较好地交流，没有在言语上对患者表示关心、尊重和理解，更没有照顾患者心理，感受患者情绪。

考查知识点：接受性反应。

【案例3】

患者（女，70岁），右侧眼睑下方有一个色素痣，到门诊就诊，要求去除色素痣，觉得影响视野。门诊医生预约手术切除，到预约日期负责手术的医生为另外一个医生。医生考虑到患者的年纪较大，建议患者先将脸颊处的相同色素痣切除，术后先做下病理，患者没有提出异议。术后患者对切除部位的更改提出疑问，引发医患纠纷。

案例解析：本案例中，接诊医生和手术医生不是同一个医生，两个人对疾病的治疗方案并不相同。第一位医生认为可以切除眼睑下方的色素痣，而第二个医生认为先做眼外的色素痣，等病理结果出来再考虑眼睑下方的手术方案。当出现类似情况时，医生要和患者进行充分交流。门诊手术一般是以局麻为主的小手术，医生容易忽视和患者的交流。患者带着第一个医生接诊的期待和对治疗结果的预期，很难接受结果的变化。此外，本案例中患者为老年患者，存在一定的听力或认知功能下降的可能性。应与患者及家属确认，并邀请患者及家属反馈，经一致性确认后再进行治疗。

考查知识点：门诊接诊的不连贯性。

【案例4】

患者，男性，因咳嗽、发热到门诊就诊。患者进入诊室后咳嗽不止，虽然戴着口罩，也能看到患者痛苦的表情。接诊医生将自己的座椅往后撤了一下，并拉了一下自己的口罩。这个简单的动作，让患者和家属感觉医务人员非常嫌弃自己。加上就诊过程中，找不到车位、导诊护士回答不耐烦等环节的感受，患者和家属的就诊体验非常不好，对医生和医院产生了不信任的感觉。

案例解析：本案例中医患双方第一次接触，第一印象往往通过非语言信息来传递。医生在接诊过程中的动作、表情等信息都可能引发患者和家属的情绪反应。此外，患者在见到医生就诊前，可能已经积累了一定的情绪。例如，找不到车位、挂号弄不清楚等。当患者已经带有一定情绪的时候，和医生直接打交道，医务人员的态度不好，很容易引发患者负性情绪的爆发。尤其是第一次接诊，更要重视非语言沟通，建立良好的医患关系，有助于缓解患者的不良情绪体验，提升诊疗质量。

考查知识点：门诊非语言沟通技巧。

【案例5】

患者挂了神经内科的号，发现不是神经内科的问题，需要去骨科门诊。原来是上午第2号，退号后变成了下午10号，患者来到骨科医生这里来要求提前看。由于周一患者人数很多，接诊医生回答由于候诊患者多，不能提前看，然后继续给其他患者看病。该患者不满意医生态度，发生争吵。虽然没有发生医患纠纷，但是医患双方不欢而散。

案例分析：本案例中，站在医生和患者的角度都有一定的合理性。医生觉得患者应按序就诊，不然排在后边的患者也会有意见。患者认为，我本来是上午2号，现在换了科室，应该按照我原来的号进行就诊。站在各自的角度，导致了沟通的失败。如果接诊医生换一个说话，体谅患者的情绪，双方可能会避免矛盾的发生。例如，抱歉让您久等了，因为骨科也有自己的门诊顺序号，这样医生很为难，其他患者也会有意见。下午您过来我仔细给您检查。

考查知识点：门诊语言沟通技巧。

❀ 课后思考

1. 对于首诊患者沟通的注意事项有哪些？
2. 对于复诊患者沟通的注意事项有哪些？
3. 门诊患者的特点是什么？
4. 门诊患者的沟通要点有哪些？
5. 门诊患者个性差异很大，如何做到有效沟通？

章节测试 6

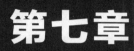

第七章

急诊医患沟通

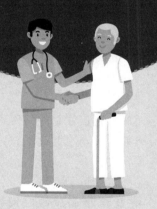

　　患者李师傅，50岁，突发胸痛来到急诊就诊，经诊断为前壁心肌梗死，医生建议立即进行导管介入治疗。患者坚持要先去学校接孩子放学，第二天再来进行治疗。医务人员告知第二天治疗风险很大，可能导致急性心肌梗死。患者仍然放心不下孩子，认为接完孩子送回家后再来进行治疗也可以。由于患者情绪激动，导致胸痛症状加剧。万般无奈，医务人员对李师傅说："孩子的班主任电话是多少，我来帮你和班主任说一下，看看有没有其他办法先照顾一下孩子。"听到这些，李师傅沉默了，好像意识到了事情的严重性，也好像感受到了医务人员的关心和对自己的重视。打通班主任的电话，安顿好了孩子的接送问题，李师傅安心接受了治疗。一周以后，李师傅康复出院，住院的一周，李师傅才慢慢了解到自己所患疾病的高危性，感觉自己捡回来了一条命。出院后送给医务人员一面锦旗，感谢医务人员对自己的及时治疗，同时也为自己当时的无知道歉。

❖ 案例思考 ⋯⋯⋯⋯⋯⋯⋯⋯⋯⋯⋯⋯⋯⋯⋯⋯⋯⋯⋯⋯⋯⋯⋯⋯⋯⋯⋯⋯⋯⋯

　　1. 生死攸关情境下，为什么还会有患者出现不配合治疗的现象？你认为主要原因是什么？
　　2. 在病情危重的情况下，医患双方意见不一致，如何调整沟通？
　　3. 医务人员应注意培养自己的哪些职业素养处理危机沟通事件？

❖ 课前反思 ⋯⋯⋯⋯⋯⋯⋯⋯⋯⋯⋯⋯⋯⋯⋯⋯⋯⋯⋯⋯⋯⋯⋯⋯⋯⋯⋯⋯⋯⋯

　　1. 如果你是急诊科医生，你觉得应注重哪些沟通技能的培养？
　　2. 你是否有过在限时沟通的经历，在此过程中，你总结的经验是什么？
　　3. 急诊医患沟通的困境是什么？

　　急诊医学是一门用最少的数据和最短的时间挽救生命、减轻痛苦的科学。急诊科作为医院的特殊窗口，也是救治患者的最前沿阵地。急诊科救治的患者常常是危急重症患者，具有抢救任务重、病种多等特点。由于患者来自社会的不同层面，受教育程度差异大，人员复杂且涉及面广，加之急诊科环境和接诊等情况的特殊性，使得急诊科成为医院风险最高的科室之一。由于起病急、发展迅速、症状复杂、病种多样等特点，加之患者及家属往往没有心理准备，对急诊医生的诊疗技术要求很高。同时，紧急情况下，大量的信息和决策要在短时间内完成，对医患沟通能力的要求也更高。而在现实的急诊工作中，连贯的沟通常常可能因各种突发情况被迫频繁中断，也导致急诊是医疗投诉和纠纷最多的科室之一。

▼ 第一节　急诊工作及患者特征

一、急诊的工作特点

1. 时间性

"时间就是生命"是对急诊最契合的描述。急诊患者发病急骤，医务人员与患者的接触时间短暂，但是要求医务人员迅速做出初步诊断并实施有效的救治措施。

2. 复杂性

急诊科患者的基础健康状况不同，年龄差距大，发病程度轻重不一，发病原因千差万别，造成了急诊工作的复杂性。急诊患者和家属又求医心情急切，希望医生能马上给出明确诊断并对症治疗，及时采取治疗措施，导致急诊医务人员的工作压力巨大。

3. 危急性

急诊患者大多是危急重症患者，一般晚间居多，病情危急程度难以估计。部分危急重症患者病势急、病情重、变化快，要求迅速准确判断，立即采取抢救治疗措施。有时会遇到一些突发事件，如自然灾害、交通事故、食物中毒等，此时常可能有大批患者同时就诊。例如，新冠肺炎疫情初期，大量的急症重症患者需要调集各方面力量加入到急救工作中。

4. 严重性

急诊重症患者多，病情来势凶猛，即使抢救及时，也会出现一些严重的后果。如一些患者生活不能自理，一些患者需要长期监护护理，也有一些患者送来急诊时就已死亡，或者极力抢救仍未能挽救患者生命。由于突发，患者及家属对这些后果没有充分的心理准备，难以接受事实，易引发医患冲突。

5. 不可预见性

急诊患者就诊较难掌握规律，患者随机性大，就诊具有不可预见性，常常由于季节、气候、各种流行病、传染病、食物中毒、工业外伤、交通意外等原因，处于超负荷工作状态。且大多是危急重症患者，救治工作必须争分夺秒，这就使得急诊工作必须时刻处于一个紧张的待命状态。

6. 全面性

急诊患者发病急、疾病谱广、病情严重而复杂，往往波及多个器官，因而一方面需要医护人员熟练掌握本专业医疗护理的理论与技术，及时、准确、有效地抢救患者。另一方面，医护人员需要了解掌临床多个相关学科专业的知识和技能，这样才能抓紧抢救时间，挽救患者生命。疑难危重患者的抢救和治疗还需要多科室的协作，各科室之间密切而有效的配合。

7. 医患矛盾突出性

急诊由于部门多、环节多，医患发生矛盾的机会也会增加。同时，患者病情危急，求医紧迫，但医务人员为了保证治疗的准确性和安全性，除一些紧急处理外，必须先详细收集病史，进行一些必要的检查方可对症下药，这就造成了医患双方的需求和现实之间的矛盾。再加上急诊患者在抢救中病情有时变化很快，预后不良，家属难以接受，医患之间的矛盾比较突出。

二、急诊患者的情绪特征

急诊病情多为突发，对于患者及家属而言，很多时候是一个应激源。应激刺激会引发众多心理现象。大脑的应激刺激会有积极反应和消极反应两个方面。积极心理反应会刺激大脑皮质的觉醒水平，感觉灵敏，知觉准确，注意力集中，情绪高亢等；而消极心理反应会出现过度的焦虑不安，认知水平下降，情绪波动大，判断力和决策力下降等。

1. 焦虑、烦躁

焦虑是急诊患者最常见的情绪反应。急诊病情紧急、躯体症状明显，加上突发性导致患者缺乏思想准备，例如，急性心肌梗死、脑血管意外、车祸、中毒等，患者由健康状态到疾病状态的转变可能只有几秒钟、几分钟的时间。患者及家属本能反应处于极度焦虑状态。就诊后，未能迅速查明病因，或生死未卜，焦虑情绪将会进一步加重。

2. 恐惧、害怕

患者由于忽然遭受意外或原有病情急剧恶化而来就诊，思想准备不充分，大多数患者对疾病的病情与病因不了解，对身体状况过分担心，全部注意力集中在疾病的风险防御上，恐惧疾病造成死亡、残疾等后果。

3. 易怒、攻击

急诊患者发病急、病情严重，心理上承受巨大压力、自我控制能力下降，病情产生肉体上的痛苦、精神上的失落，容易对外界采用攻击态度、把情绪发泄给医护人员。例如，语言和行为具有攻击性，大吵大闹，难以控制自我情绪等。同样的情景，在日常其他情景下不会引发不满情绪，但在急诊有可能引发医患矛盾。

4. 悲观、绝望

患者出现忧伤、悲观、绝望、无生活信心、沉默寡言、不愿意与外界联系等表现，一般常见于慢性病急性发作的情况。由于长期受疾病的影响，病情反复发作，受疾病的困扰和医疗费用的困扰，患者会感觉社会人情冷漠，世态炎凉，对自己和周围的人造成伤害。

▼ 第二节　急诊医患沟通技巧

一、急诊的医患沟通要点

（一）医务人员应具备高度的责任心

急诊医疗处理稍有不慎，就可能给患者带来不可弥补的损失，甚至会危及生命。急诊医务人员要有强烈的责任意识，强调"首诊负责制"；耐心询问病史，认真查体，仔细观察病情；及时接诊、会诊，将患者交接给下一个医生时要紧密衔接，交代清楚；遇到同时患有多种疾病的患者时，主动服务，不推诿患者。

（二）重视非语言沟通，积极实施急救

急诊患者病情的危重性、突发性、紧迫性，导致患者及家属往往心情焦急，希望立刻得到救治，留给医生问诊确诊的时间非常有限。医务人员应积极果断，分秒必争，迅速投入到急救工作中去。在询问病情、查体和安排相关检查时，尽可能迅速、准确地采取急救措施，紧张而有序地实施各项工作。只有这样，才能满足患者急诊的迫切需要，及时挽救患者的生命，同时使患者及家属对医务人员产生信任感。

（三）重视不同科室之间的沟通协作

急诊中，一些患者往往病情复杂严重，常涉及多系统多器官的病变，一方面需要急诊医生具备多专科的综合医学知识，另一方面要求急诊各科室积极紧密地协作配合，用系统性、全局性的观点研究急诊疑难危重患者的病情。例如，患者病情危急，急需辅助检查确定病情，此时医生可以和辅助科室进行沟通，为患者开通加急通道，快速检查，快速获得检查结果，为患者争取急救时间。此时，科室之间的沟通协作是治疗的关键。反之，如果科室间相互推诿、衔接不良，患者和家属跑来跑去，不知所措，很容易激发医患矛盾。

（四）重视人性化关怀

急诊的就诊患者相对门诊来说，是无法做到完全有序的。例如，一个危重症患者不会按照先来后到的顺序来就诊。而就诊过程中，其他患者也身陷病痛之中，容易引发烦躁的情绪。即使患者都在按部就班地就诊，但是基于病情的突发性带来的情绪困扰，也让急诊更容易发生医患矛盾。因此，医务人员在接诊时要考虑到对患者的人文关怀。用和蔼的语言，多向患者解释，使患者感到亲切，消除患病的恐惧感，并迅速分诊，让患者及时诊疗；对重症绝望的患者，医务人员要耐心安慰，建立起接受治疗的心理环境和身体应激状态，帮助患者早日康复；对于急救失败意外死亡的患者，医务人员要给予患者家属情绪缓冲的时间和空间。

（五）记录急救经过

急诊医患矛盾比较突出和尖锐，因而医务人员要充分认识急救中潜在的纠纷和法律问题，要如实记录抢救经过，认真描述接诊时患者的情况、接诊时间、通知医生时间、医生到达时间、抢救时间等。尊重患者的知情权和选择权，对重要的检查治疗和危重病情交代，不仅要有书面记录而且要有患者或家属的签字。如实记录病情和抢救经过是处理医患纠纷的重要法律依据，完整准确的资料是保护医务人员自己的需要，也是患者及家属的需要。

二、急诊的医患沟通技巧

（一）重视医务人员的自我心理素养培养

急诊科医生一直处于高度的戒备和应激状态，每一次抢救都需要精神高度集中，必须做到准确的判断、恰当的治疗，因此对体能也是一个巨大的挑战。疾病的凶险、家属不能理解和信任、高强度的工作，导致急诊医务人员承受更大的心理和精神压力。因此，医务人员需要注重自身心理素养的提升。

1. 稳定的情绪

"人逢喜事精神爽"，积极的情绪使人精神饱满、注意广泛、观察敏锐、工作有序、失误少而效率高；相反，情绪低落时易出事故差错；情绪激动时则易引起不必要的纠纷或失误。因此，医务人员必须保持稳定的情绪，不把工作及个人生活中的不愉快发泄到患者身上，这不仅仅是一种职业道德的要求，也是医务人员保持心理健康的一个重要途径。防止鲁莽行事、善于自我调节、凡事有心理准备、冷静处理、理智应对、运用放松等方法保持情绪稳定，这不仅有利于建立良好的医患关系，同时对医护人员的自我形象和个体的身心健康都是有益的。

2. 坚强的意志

急诊的工作具有很强的不可预见性，对医务人员的心理素质、身体素质、判断力、果断性等，都提出了高度的挑战。如果没有克服困难的坚强意志，就难以很好地完成任务。医务人员首先应从对工作、对患者、对自己三方面的现实态度进行塑造培养。对工作应当是满腔热情、认真负责、机智果断、沉着冷静、作风严谨、干净利落；对患者应当诚恳正直、热情有礼、乐于助人；对自己应当自信、自爱、自强。性格良好的医护人员既要有顽强的意志，在困难面前百折不挠，又要有高度的理智，处事不乱不惊，应对从容。

3. 崇高的职业理想

巨大的工作压力之下，医护人员如果对自己的职业没有精神引领作用，容易出现职业倦怠。医疗工作的职业特点决定了工作中的奉献精神。医护人员应建立助人为乐的价值观体系，树立崇高的理想，看到经由自己的努力挽救患者生命、改善患者健康的价值。医疗工作的价值并不在于为社会直接创造物质财富，而是体现在精神文明建设的积累方面。无数被救治的患者重返工作岗位时，会因受到医务人员艰辛劳动的感染，激发对工作的积极热情，把精神力量化为物质财富。医务人员也会从患者的康复中看到自己的劳动成果，为体现自我价值而感到自豪。

4. 敏锐的观察

在医疗工作中，良好的治疗效果首先要来自对患者的病情及心理活动的观察。敏锐的观察力是医护人员工作质量优劣的重要标志。医护人员要善于从患者的言语、行为特点去发现他们的内心活动。观察必须有科学性与系统性。医护人员除观察患者诸如体温、呼吸、脉搏、血压等生理指标外，还应观察患者细微的肌肉运动，如面部表情、眼神、举止、体态、手势以及言语的声调等，以便了解患者的躯体及内心的状况。观察有时比询问更有效。如某些患者由于治疗效果不佳，他们的焦虑情绪随着病程的延长而加重，表现为吃不下、睡不好，本来开朗健谈的人，变得沉默寡言。观察力实际上是广泛的知识、熟练的技巧与高尚道德情感的结合。

（二）建立信任的医患关系

急诊工作随机性大，患者就诊的时间和病情均具有不可预见性，碰到初次就诊患者的概率更大。因此，急诊医生应重视短时间内和患者建立信任的医患关系。营造良好的沟通氛围，倾听患者的诉求，多使用开放式问题，让患者感受到医务人员的用心救治。例如，如果患者刚一进门，医生语气十分不好地问"怎么不好"。简短的一句话，就破坏了医患关系建立的最佳时期。反之，如果医生语气亲和，关切地问"哪里不舒服"，患者的体验完全不同。临床研究表明，心不在焉最容易引发患者的不满。

（三）危重疑难患者沟通技巧

危重疑难患者是指临床上病情危重、在诊断和治疗过程中有困难的病例。危重疑难病患者由于其疾病的病理生理改变复杂，存在着不同程度的心、肺、肝、肾等重要脏器代偿功能不全，有的患者同时还患有一种或多种严重的并发症。这些患者病情重，症状具有不定性和多变性，并发症发生率和死亡率较高，处理起来风险较大。由于在对这类患者的诊断和治疗过程中存在着诸多不可预知的成分，医学科学存在诸多的未知性、风险性和可变性，医患关系最容易出现矛盾和冲突。

1. 建立"医患"共同工作模式

危重患者一般因病情来势迅猛，起病急，变化快，常有紧张、烦躁、焦虑和垂危感。如果在急诊可以迅速找到病因，对症治疗，通常家属和患者都会感到希望，紧张的氛围有所缓解。但当病情每况愈下，诊断不明确的情况下，对医患双方都是巨大的挑战。此时，医务人员在与患者或家属沟通时，应注重构建医患同盟的工作模式。多用"我们"来表达，例如，"别着急，我们一起努力，希望可以渡过难关"，让患者或家属有感到被支持。

2. 重视诊疗过程的各个环节

在危重患者诊疗过程中，医务人员的"表现"会影响医患沟通的效果。例如，医务人员及时与其他科室沟通，为患者的诊疗过程提供便利；医务人员及时与其他科室医生沟通、会诊、与上级医师沟通，让患者和家属全程感受到医务人员的用心，这些无声的沟通比语言更有力量。

3. 注意用词不要太绝对

危重患者的病情发展具有非常大的不确定性。医务人员在沟通时应避免"一定可以治好"，或者"已经没救了"等绝对的话。即便是十分有把握的治疗，可以用90％以上可以成功来替代，为自己和患者都留有一个余地。否则，一旦发生意外，患者和家属没有思想准备，误解为发生医疗事故而引发纠纷。

4. 鼓励患者和家属多方咨询

视频 7-1　危重病情的医患沟通

疑难杂症带来的挫败感，患者和家属容易转移为医疗条件、技术水平等原因所致。在尽力救治的同时，也鼓励患者和家属多方咨询，可以更清晰地了解病情的复杂性。也不能排除医疗技术水平在不同医院、不同医生之间存在一定差异。某些医疗机构的疑难杂症，在其他的医疗机构可能有更多的治疗方案选择。但需要注意，在交流过程中不要让患者觉得是推卸治疗责任，打发患者。遇到特殊病例，应尽早告知患者，并真诚推荐相关专科医疗机构。

（四）危重患者家属沟通

急诊有些情况下患者就诊时已经意识不清楚了，此时只能和家属进行医疗决策的沟通。针对患者的不同情况，应采取不同的沟通策略。

（1）病情危重、诊断明确　此时医务人员应立即联系专科医生，进行会诊，深入沟通患者的情况，交给专科医生进行处理，做好转诊的交接工作。

（2）病情危重、诊断不明　此时患者的病情由于原因不清楚，无法进行有效的病因治疗，只能进行一些探索性的检查、对症治疗。不应一次沟通时间过长，而是应根据病情的变化"时时沟通"。让患者或家属感受到病情的变化，接受病情变化的过程。

（3）抢救过程透明化　危重患者，让家属了解抢救过程也是沟通的重要内容。若家属看到医务人员的尽力救治，当出现不好的治疗结果时，更容易接受，而不是迁怒于医疗人员。

（4）详细记录诊疗过程　对于家属不在身边的患者，医生应详细记录诊疗过程。必要的情况下，进行录音、录像资料保存，以便家属更理解治疗的过程，获得家属的信任和理解。

视频 7-2　危重
患者家属沟通

急诊是医患矛盾冲突明显的场所，对医务人员的医疗技术和沟通技能均有较高要求。医务人员应保持镇静、积极抢救、必要时请求支援、反复沟通、合理解释、果断处理，同时注意妥善管理诊疗资料。

▼ 第三节　急诊医患沟通案例解析

【案例 1】

患者，男性，52 岁，在与家人聚餐时突然感觉左侧腰腹部疼痛，以为是自己坐久了，没有在意。但疼痛持续加重，大汗淋漓。家人立即拨打 120 急救电话。急诊科医生仔细询问病史，经查体，发现左侧腹部可疑搏动性肿块，开通 CT 绿色通道。CT 发现患者腹主动脉局部不规则左侧突出，异常增粗，诊断为腹主动脉瘤破裂，患者随时可能有生命危险。所有检查在接诊的 15min 内完成了。医生准备进行腹主动脉瘤手术，在告知了手术风险等内容后，患者儿子说："我看得出来，医生非常尽力，我相信医生，你们会给予我爸最好的治疗。即便有风险，出现意外，也愿意尝试手术。"手术成功实施，患者康复出院。

案例解析：本案例中患者及家属非常配合，是理想中的医患关系，双方互相配合，共同作战。在此过程中，一个重要的因素是医务人员的尽心尽力。首先是医生精湛的技术，通过询问病史和体格检查，迅速找到了疾病的症结。其次，医生判断病情危急，为患者开通绿色通道，检查结果快速出来，为患者的治疗争取了宝贵的时间。这些做法获得了患者和家属的信任，建立了彼此信任的关系，沟通过程中基于信任，患者和家属都愿意听取医生的治疗方案，保障了治疗顺利进行。从医生的角度来看，树立崇高的职业素养，愿意为解除患者的病痛而努力是医生学习专业技能的动力。同时，换位思考，设身处地地为患者着想，会在一言一行中传递给患者，让患者感受到医生的用心。

考查知识点：医患沟通中的换位思考。

【案例2】

患者，女性，40岁，突然右侧背部疼痛到急诊就诊。患者无病历记录，接诊医生根据患者的血、尿常规检查，诊断为腰痛待查，给予抗炎、镇痛等药物的对症治疗后，告知患者没事，回家观察。第二天，患者再次急诊就诊，接诊医生以急性阑尾炎收入院，进行腹腔镜阑尾切除术后，患者康复出院。患者认为第一个接诊医生误诊，导致病情延误，造成巨大痛苦。

案例解析：本案例中，第一位接诊医生在不能确诊的情况下，进行了对症治疗，尽到了医务人员的基本义务。医生肯定也不想让患者误诊误治，回观这个案例医生还有可以提升的地方。例如，医生根据患者的血、尿常规检查进行诊断，缺乏详细的问诊、查体过程，临床资料收集不够详细。从沟通的角度而言，对疾病的风险性预判不强，告知患者"没事"，当患者的预期和事实反差较大时，患者一时难以接受。

考查知识点：用词不要绝对化。

【案例3】

患者，男性，52岁，在和邻居打麻将过程中突然出现胸痛、胸闷、大汗淋漓等症状，急诊医生诊断为心肌梗死，告知患者应马上入院治疗。患者以前出现过类似情况，经过输液治疗后回家休息就好了。因此，患者要求输液治疗后回家。医生反复劝说无效，找到上级医生再次进行沟通，家属和患者本人均拒绝入院治疗。无奈之下，接诊医生录制了和患者家属谈话过程，患者及家属拒绝治疗、签字确认后，医务人员对患者进行了输液治疗。当天晚上，患者再次发病送到医院，因病情过重抢救无效死亡。家属悔恨万分，失去亲人十分悲痛。

案例解析：本案例没有发生医疗纠纷，一方面是医务人员对患者实施了详细的病情告知及风险告知，另一方面是医务人员留下了详细的诊疗过程记录，有书面和视频资料。从医疗结局来看，患者失去生命，家属悔恨万分，是每一个人都不希望看到的结果。医务人员已经尽力告知了，反思案例是否有可以提升之处？患者和家属往往带有自己既往的经验，短时间内改变固有的想法是非常困难的。医务人员在沟通时，应详细了解拒绝治疗的根本原因。例如，从疾病的累计过程来看待本次疾病的发生，列举临床真实案例等，让患者和家属对风险有清晰的认识。

考查知识点：诊疗记录的保存。

【案例4】

急诊医生正在抢救一位危重患者，无法脱身，一个急诊候诊患者家属过来告诉医生患者感到胸口不适。医生说："等等再说，我现在正忙。"结果不久后患者突然意识丧失，最终死亡。家属认为是医生没有及时救治导致了患者死亡，出现医患纠纷。

案例解析：本案例中，急诊医生的确无力分身，也选择了病情危急的患者进行救治。在如此紧急情况下，脱口而出告知患者家属再等一等。但由于急诊疾病的风险性，很多时候无法预估患者病情的发展。医务人员在进行急救时，如果其他患者出现异常症状，可以先请护士进行心电图等检查，或者请其他医生帮助诊疗。

考查知识点：急诊的风险性。

【案例5】

患者，男性，35岁，因车祸送来急诊。接诊时心跳、呼吸已经停止，接诊医生和护士全力抢救。抢救过程中不时会出来告知家属，情况不太好，正在努力，希望有机会抢救回来。家属十分悲恸，听到医生的嘱咐只是点点头。护士觉得抢救不过来了，医生鼓励大家再试一试。经过30min的努力，最终没有效果。医生叫来家属，告知抢救失败。医生对家属说，人最后消失的是听力，如果这时候你有什么话对他说，或许可以听见。家属痛哭不止，医生陪在身边，观察家属情绪及身体状况。同时，医生告知家属相关后事处理情况，以及可以提供相关帮助的联系电话。实习同学不理解，问医生："为何没有救治的希望了，还在抢救，那不是浪费体力和时间么？"医生回答："患者太年轻了，家人接受起来太困难了，给他们一个时间缓冲。我们现在能为这个家庭做的，也就只有这些了，让他们遗憾少一些，大家都尽力了。"患者后事处理结束，家属特来道谢，感谢医生的帮助。

案例解析：本案例中，医生考虑到了家属的情绪体验，在无力改变患者病情的情况下，给予家属一定的精神安慰，突显了医务人员的人文关怀精神。在急诊的诊疗过程中，由于病情发生突然、危重，所有人的注意力都放在患者身上，而家属同样承受了巨大的压力。家属不仅对患者的病情担惊受怕，同时还要承担医疗决策的重担，也要考虑经济因素，为治疗准备资金等，身心都承受了巨大的压力。本案例中的医生具有很强的人文关怀精神，充分考虑到了患者家属的心理需求，进行恰当处理和安排。突发性失去亲人，家属本身情绪激动，此时医务人员不恰当的言行可能会成为医患矛盾的导火索。

考查知识点：危重患者的家属沟通。

❈ 课后思考

1. 危重患者的沟通要点有什么？
2. 病因不清的情况下，如何与患者家属沟通，取得家属的配合和信任？

章节测试 7

医患沟通实务

第八章

内科医患沟通

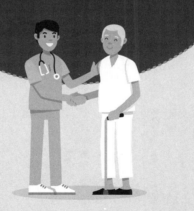

内科医生的困惑：患者家属怎么这么难相处？

　　王老伯是地道的本地人，小时候感染了血吸虫，经过药物治疗后一直以来身体健康，现在人到老年快 80 岁了，没有住过医院。2 天前他感觉腹胀、黑便，子女陪同到医院。医生做了一些检查后认为他是肝硬化引起的上消化道出血，让他立即住院，王老伯和子女觉得平时身体这样好的人不会有大问题，可是也有些不放心，最终同意住院。入院后输液治疗，做了很多常规检查。第 2天，王老伯吐了一次暗红色的血，患者和家属都感觉非常惊讶，在医院里怎么还会吐血？接下来王老伯出现胡言乱语、小便减少、发热，状态极差，家属感觉不能理解，一度与医生关系不是很融洽。主治医生与家属进行了多次反复沟通，取得家属的理解，王老伯最终在大家的共同努力下经过抢救病情得到控制。

　　1.你认为与患者家属进行沟通的时机有哪些？
　　2.如果你是主治医生，在首次接诊这个患者会进行哪些方面的沟通？
　　3.病情突发变化的患者诊治时，你如何做好与患者家属的沟通？

　　1.内科的工作特点是什么？
　　2.内科的患者特点是什么？
　　3.内科医患沟通有哪些技巧和注意事项？

　　内科学是临床医学的重要学科，在临床医学中占有极其重要的位置，几乎是其他所有临床医学的基础。内科学内容包含了疾病的定义、病因、致病机制、流行病学、自然史、症状、实验室诊断、影像检查、鉴别诊断、诊断、治疗、预后等。内科学的诊断过程包括病史询问，医学检查，根据病史及检查结果在众多鉴别诊断中获得最有可能的诊断。治疗方法包括追踪观察、改善生活方式、药物治疗、介入性治疗（如心导管、内视镜）等，根据患者的状况调整药物使用情况，防止并处理不良反应及并发症。

▼ 第一节 内科工作及患者特征

一、内科疾病特征

1.病程长，以慢性病为主

内科疾病以慢性病为主，例如心脑血管疾病、糖尿病、肿瘤等。慢性病往往是长期积累形成的疾病，因此病程较长。慢性病的发病具有隐蔽性，不容易察觉。在身体状况相对较好的情况下，慢性病往往不容易引起重视。一旦发病，很难在短时间内恢复原来的健康状态。很多患者长期受到疾病的困扰，希望能够彻底治愈，这也无形中提升了对医疗卫生服务的要求。

2.患病率高，与心理社会因素相关性大

内科疾病多与心理应激因素和不健康的生活方式有关。这些疾病的预防、治疗和康复均需要患者实施。例如，患者学会调适自己的心理状态，减轻心理压力，养成良好的睡眠、饮食习惯等。这些是没有办法通过医生治疗解决的，如果患者不配合，疗效将大幅降低。因此，内科要求医患之间建立良好的关系，患者遵从医嘱。

3.病情复杂，症状不典型

内科疾病涉及全身的多个系统和器官，症状不够典型。例如，头痛是临床上常见的主诉，患者只有头痛症状，但是头痛的原因非常复杂。有可能是脑血管疾病引发的，例如脑积水、脑水肿、静脉窦血栓等；可能是紧张性头痛，由头颈部肌肉收缩引起的头痛；可能是其他部位病变刺激产生的牵涉痛；也有可能是突发急性胰腺炎，恶心呕吐引发的头痛。此外，疾病的早期临床干预也会改变疾病的自然过程，给临床诊断带来困难。例如，早期应用抗生素治疗，使肺炎的病原学发生变化，临床上典型的大叶性肺炎不再多见，而非典型肺炎增多。复杂的病情不但为诊断带来了困难，也可能引发患者的不满情绪。

4.治疗见效慢，治疗周期长

内科疾病的形成是一个漫长的过程，治疗也是一个漫长的过程。以常见的高血压为例，血压的升高是一个缓慢的过程，患者的身体器官已经适应了高血压的环境，只有在一定值的血压下，才能维持正常的血液供应，如果在治疗过程中，短时间内迅速降低血压，患者的器官有可能因为供血不足而产生损伤，尤其是脑、肾等对血液供应敏感的器官。

5.难以治愈，控制并发症很重要

慢性病的治疗只能做到缓解症状，无法治愈疾病，如果控制得好，并不影响患者的正常生活，但不能保证不复发。如果疾病控制不到位，容易诱发一系列并发症。例如，糖尿病如果血糖控制不好，会导致糖尿病足、糖尿病肾病等疾病。因此，在日常工作中，内科疾病患者的健康宣教，提升预防并发症的意识是重要的工作内容之一。

二、内科患者特征

1. 中老年患者居多

中年是生理功能从旺盛逐渐走向衰退的转变期，多种器官的功能开始减退。同时，中年人处于"上有老、下有小"的时期，承受的心理压力较大，容易罹患躯体疾病和心理疾病。从对疾病的认知角度来看，中年人积累了较多的理论知识和实践经验，思维能力达到较高的水平，具有较强的理性分析和解决问题的能力。老年期系统功能趋向衰退，器官的功能下降。老年人常患有多种慢性疾病，身体不适、生活不便以及意识到死亡的临近，导致情绪趋向于不稳定，情绪激动后需要较长时间恢复。同时，老年人的感觉、知觉、记忆等认知功能下降，导致沟通能力下降，为医患之间交流带来障碍。

2. 患者多伴有心理社会问题

内科门诊及住院患者中约有 1/3 患有心身疾病。心身疾病是指心理社会因素在疾病的发生发展过程中起到重要作用。随着医学模式从生物医学模式向生物-心理-社会医学模式转变，人们对心理社会因素对健康的影响达成了共识。例如，长期的负性情绪，影响大脑皮质对下丘脑内分泌系统及自主神经系统的作用，造成体液、激素和酶等分泌异常，导致各种急性或慢性内环境不稳定，影响机体的生理、心理活动，造成心身疾病或使病情加重。而心身疾病的持久不愈又反过来加重负性情绪，从而形成恶性循环。

内科疾病反复发作、疗效差，有一部分原因是心理社会因素导致。例如，担心孩子的学业成绩、家庭关系紧张、工作压力大等问题，会导致患者焦虑、抑郁等不良情绪，从而影响疾病的疗效和预后。因此，在内科医患沟通中，对患者心理、社会问题的识别及健康教育指导应作为重要沟通内容。

3. 内科患者的心理特征

（1）否认　既往身体健康，对医疗健康知识关注较少的患者会忽略慢性疾病的危害，忽略疾病相关的治疗及生活方式调整；有些患者会忽略躯体症状的早期信号，讳疾忌医，直到症状严重时才来就诊，耽误了最佳的就医时机；有些患者因为病情严重，例如恶性肿瘤，一时难以置信选择否认的方式应对。

（2）焦虑　慢性疾病由于症状不典型，在诊断过程中往往需要大量的时间。不同的医院、不同的医生诊断、治疗方案可能存在差异，这些不确定性因素也会增加患者的焦虑。茫然不知所措，不知道怎样治疗才是最佳方案的选择。

（3）恐惧　患者缺乏系统的医疗知识，将疾病与死亡、生活不能自理、痛苦等联系在一起，将疾病的负面影响放大，导致恐惧心理。

（4）抑郁　患者基于对疾病后果的灾难性认知，社会功能受损时容易出现抑郁情绪，觉得自己很多事情不能做了，失去了原有的价值感。

（5）依赖　长期的治疗过程，患者容易对医务人员产生依赖的心理状态。对自己日常行为生活习惯自信不足，需要得到医务人员或者他人的确认，情感也可能变得脆弱。

任何人都可能产生这些情绪，但是在生病的情况，患者的情绪反应受疾病的影响强度会增加。建议医务人员掌握一些简单的心理调适技能和方法，以保障医患沟通的顺利进行。

4.内科患者的行为特征

行为是心理的外在表现，患者基于不同的心理表现，可能会出现不同的行为现象。

（1）反复就医行为　内科疾病不易治愈、容易复发的自身特点会带来患者反复就医的行为。除外躯体不适的原因，医务人员应考虑到患者反复就医行为背后的心理需求。例如，一位老年患者，只要听到周围的人生病了，自己就要到医院检查一下，以确保自己的身体处于健康状态，只有听到医务人员告知目前身体健康才放心。这位老年患者反复就医的行为和躯体不适不相关，更多是对衰老、死亡的恐惧。也有的患者反复就医，但是对于医生的诊断持有怀疑态度。例如，临床上一位 40 岁女性患者，怀疑自己患有肿瘤，进行了全身检查，未见肿瘤病灶。但患者会反复就医，更换不同医生、不同医院进行检查。此时患者的反复就医行为可能是由于"疑病症"引发的，需要到心理科等专科就诊评估。

（2）不遵医嘱行为　久病成良医，由于内科疾病的多发性、反复性，很多患者对自己的病情慢慢有了深入了解。例如，糖尿病患者在家可以用便携式血糖仪测量、监测血糖的变化。因此，患者也可能根据自己的血糖变化自行调整用药量，这对系统、科学的治疗带来了很大的阻碍。

（3）固定就医行为　患者希望每次就诊的医生可以是同一个医生，这样对自己的病情较为了解。因此，患者一旦对某位医生产生了信任，在临床上常常找固定的医生就医。临床上最受欢迎的医生，通常是最能给予患者关怀的医生。

（4）自行诊疗行为　由于慢性疾病在发病初期症状往往不明显，有些患者懂得一些医疗健康知识，但是又不够系统，当躯体稍稍有些不适时，患者会采取"断章取义"的对症治疗。例如，发热，认为单纯吃一下退热药就好了；胃痛，认为饮食调理养一段时间就好了。在临床就诊前，患者可能通过网络获取的知识、依据自己的经验进行过治疗或者对疾病有了一个初步的自我判断。这些因素都可能在医患沟通时因彼此的知识差异而产生阻碍。

▼ 第二节　内科医患沟通技巧

一、内科医患沟通内容

"巧妇难为无米之炊"，医务人员要清晰地知道沟通的内容，并对这些内容进行详尽分析，分清轻重缓急。内科医患沟通的主要内容有以下几个方面。

（一）疾病的诊断

疾病的诊断过程是医患沟通的开始，后续的医疗活动是建立在疾病诊断基础上的。疾病诊断过程中，涉及病史资料的收集、体格检查、辅助检查、初步诊断、鉴别诊断，都需要医患沟通来完成。患者在此过程中倾诉的愿望非常强烈，期待诊断明确，了解自己的病情。而在诊断的过程中，最容易引起患者误解的就是各项检查的原因，需要在沟通中详细解释，为什么要做这些检查。

（二）疾病的治疗

内科疾病的复杂性，导致疾病的治疗方案也会变得复杂，尤其是几种疾病同时存在的情况下，治疗会变得更加复杂，甚至有些时候治疗的初期会出现症状加重的现象。在此过程中，医务人员和患者沟通治疗方案时，应尽量告知治疗方案的选择依据，和患者协商。

（三）疾病的预防

在疾病的治疗过程中，预防是最容易被忽略的沟通内容。患者忧心忡忡地来到医院，经过一系列检查，发现身体并无大碍，瞬间放松下来，而忽略了躯体症状的警示作用。处于亚健康状态的患者，经过医患沟通，提升患者的意识，从亚健康恢复到健康状态，而不是发展到疾病状态。就像新冠肺炎疫情期间，我们都会戴上口罩。口罩的作用是降低传染的概率，保护自己和他人。

（四）健康教育

"上医治未病，中医治欲病，下医治已病"，这句话出自《黄帝内经》，是指最高明的医生治疗还没有发生的病，中等的医生治疗将要发生的病，而普通医生治疗已经发生的病。慢性疾病往往与不良的生活习惯有关，如果没有得到有效控制，容易产生并发症，从而影响患者的生命质量。例如，高血压容易并发心力衰竭、心肌梗死等。医生在与患者沟通过程中，应重视健康宣教内容，达到事半功倍的效果。

（五）治疗的费用

内科疾病病程长，容易复发，导致治疗周期较长，患者的经济压力是一个不容忽视的因素，在诊疗的过程中，应告知患者诊治过程可能产生的费用情况，同时了解患者的经济状况，是否有医疗保险等。

内科医患之间主要沟通内容聚焦于以上几个方面，医务人员应根据患者的具体情况灵活处理，分析患者的具体情况，判断哪些内容重点讲、哪些内容简要讲、哪些内容当下讲、哪些内容暂缓讲、哪些问题直接讲、哪些问题委婉讲等。例如，患者家庭经济拮据，没有医疗保险，也没有足够的社会支持对诊疗过程充分保障，治疗的费用就是需要重点沟通的内容。不同方案的费用需要详细给患者讲解。如果一个患者是突发急性疾病，此时病情稳定是第一位的，重点沟通治疗方案，如何改变生活方式、预防疾病复发等内容都需要暂缓讲解。

二、内科医患沟通技巧

（一）耐心倾听："以患者为中心"获取详细的病史资料

视频 8-1　慢性病
的病情告知

采集病史是医务人员的必备基本功，病史资料的收集对于疾病的诊断是极为重要的。在临床实践中，病史采集往往关注病理性疾病的发生发展过程，"以医生为中心"的封闭式询问为主体，忽略了对患者个体化的理解。同样的疾病在不同的个体体验完全不同，即便是诊断相同的患者反映也会大相径庭。

以患者为中心的病史资料采集过程，重视患者个体的疾病体验，关注每个患者是如何理解、感知、体验、应对疾病以及疾病对患者生活产生的影响。此时，医务人员可能无法找到患者症状的病理性根源，但可以更加深刻地理解患者的症状。例如，一个失去亲人的患者会因为悲伤出现各种躯体症状，一个孩子会因为学习问题导致腹痛。

内科疾病受心理社会因素影响很大，医务人员在采集病史的过程中，应秉持"以患者为中心"的理念，将"病"和"患者"区分开。内科疾病症状不典型，病因复杂，医务人员应重视采集病史的过程，避免程序化病史采集。在此观念指导下，病史采集主要包括以下几个部分。

1. 生物医学信息

即疾病方面的信息，医生需要深入分析每一个症状，发现患者提出的问题相关的事件，以及系统回顾病史相关的部分内容。例如，患者的一个症状是腹痛，在了解腹痛的相关信息后，医务人员系统回顾患者消化系统的相关问题。

2.患者的看法

医生在获取疾病信息的同时，获取患者对患病的看法。包括患者患病后的影响，对病因的解释，患者对症状的担忧，对生活的影响，因疾病而导致的情绪等。

3.背景资料

患者的家族史、既往病史、个人史、用药史等背景资料可以使医务人员深入了解现有症状发生的背景，对于全面理解患者的患病过程非常重要。

（二）尊重患者认知的差异，化解沟通障碍

在临床实践中，患者和医生对疾病的认知不同可能会导致医患沟通出现障碍。如果此时医患双方各持己见，沟通也会陷入僵局。例如，一个年轻的患者胸痛，认为自己可能得了肺癌而就诊（他的父亲刚刚死于肺癌）。医生可能觉得这个想法过于忧虑，疼痛可能来自肌肉系统，没有什么严重的问题。此时，如果医生不了解患者的想法来源，很难理解患者的想法，患者也会对医生的解释不认同。因此，在诊疗过程中，医务人员应多采用开放式提问的方式，充分了解患者对疾病等问题认知的根源，避免先入为主地判定。

（三）帮助患者充分了解疾病，科学认识疾病

医生在和患者交流过程中，首先要力求传递的信息准确。如果医生为患者提供的信息是杂乱无章的，患者理解起来就会更困难。其次，沟通是信息发出者和信息接受者双向交流的过程，医生需要确认患者是否理解和接受相关信息。因此，医患沟通过程要注意让患者积极反馈。

（四）医患共同参与制订治疗方案

内科疾病的治疗是一个漫长、复杂的过程。研究发现，50%的长期药物治疗患者要么不服药，要么不按照医生要求正确服药，造成了严重的健康问题。而当医患之间相互协商，对建议的治疗方案逐渐认同时，患者遵从医嘱的程度明显增高，且健康状况得到明显改善。这种模式被称为医患共同参与模式，是指医生和患者之间达成一种协议，在决定是否、何时以及如何用药时应充分尊重患者的信念和愿望，是医患之间的联盟。医生需要意识到，在给患者推荐治疗方案时，患者的决定是第一位的。医生提供信息，为患者提供所有有关治疗选项的信息，说明各种治疗的益处和风险，以及对费用的预估。医生传递给患者充足的信息后，患者经过深思熟虑后做出选择。如果患者在面临一个困难的选择而得不到医生的支持时会倍感焦虑，甚至有被抛弃的感觉。此时，需要注意这一过程并不是一个单向的过程，不是医生交代结束，患者选择。而是一个交互的过程，医患双方进行双向的信息交换，各自的意见、理解、期待、担忧等。医患双方各自展示他们关于治疗的倾向性意见或优先选择，并都赞同对将要实施的治疗方案达成一致意见。

在共同参与制订治疗方案时，医生明确表示患者有与医生一样重要的地位，患者可以表达自己的倾向性意见或优先选择。面对患者可以选择几种治疗方案时，医患之间可能都有一个倾向性意见，此时最为重要的是相互讨论。医生可以在谈话之前准备好需要讨论的问题清单，或者为患者提供一个信息卡，告知患者如何选择最优方案。

（五）风险告知和健康教育结合

内科疾病的常见性、多发性，导致很多患者容易忽略疾病的风险性。例如，当前较为常见的内科慢性疾病有高血压、糖尿病等，这些疾病在平时并没有特别明显的症状，多是在体检之后发现的，而且许多患者对于这些疾病的认识也不是十分充分，如有的患者认为这些慢性疾病即使在短期内不治疗，也不会对自身的健康造成影响。因此，在治疗这些疾病时积极性并不是很高，主要是通过药物进行控制，暂时地消除和缓解病痛，这样很容易将小病转化成大病。医务人员担心过分强调疾病的风险性会增加患者的心理负担。但不加说明，过于乐观对待疾病的风险，又会导致患者对疾病的并发症防控不重视。平衡风险告知和健康教育之间的关系，是医务人员在与患者沟通过程中需要认真思考的问题。

在沟通过程中，患者对于"风险很大""后果很严重"等表达并没有直观的理解，尽量使用数据来进行说明。例如，告知患者糖尿病的并发症很危险，如果换成有一半的糖尿病患者死于糖尿病导致的并发症，患者就会有一个更直观的认识。既可以意识到糖尿病的风险，也可以认识到糖尿病防控的重要性。

（六）不评价他人的诊疗方案

内科疾病的病程较长，很多患者会经历多位医生的诊疗。由于每个医疗机构的设备、医生的技术水平、治疗理念等差异，对同一个疾病的认识和治疗会不尽相同。而内科疾病症状的隐匿性，也会导致疾病诊断的不明确。当患者在不同医疗机构就诊时，如果医务人员在患者面前评价其他医疗机构、医务人员的诊疗方案，很容易引发误解甚至纠纷，尤其是在治疗效果不佳，出现后遗症、并发症时。有时候患者也会主动和医生进行确认，"是不是之前的治疗方案不对""之前的医生处理不当"，或者抱怨"之前就诊的医院条件太差""之前的医生技术不行"等。此时，医务人员应就本次诊疗过程中的内容和患者进行交流，而不是随意评价，或者是指责之前的处置不当。

（七）发挥群体沟通优势

内科疾病预防、治疗、康复都是漫长的过程，采用群体管理沟通的方式，既可以减少简单内容的重复性沟通工作，也可以最大化发挥患者群体的资源优势。例如，利用互联网资源，建立患者及家属的 QQ 群、微信群、论坛等，可以通过网络讲授的方式，传播健康科普知识，患者一些简单的问题可以采用留言的方式得到回应。国内多家医院以开展"患者俱乐部"的形式对慢性疾病进行管理，医患之间沟通效果较好。采用集中授课的方式，医学专家通过通俗易懂的语言对慢性疾病患者进行疾病相关知识科普。例如，如何科学用药、生活方式指导、饮食指导等，患者可以进行现场提问答疑，大幅提升了健康教育的效率。此外，患者俱乐部请一些疾病控制效果好的患者分享自己的治疗及康复经验，为新患者提供丰富的资讯和经验。

三、疾病不同时期的沟通要点

视频 8-2　治疗方案的选择

（一）急性期

慢性疾病急性发作时，医务人员应重视对患者及家属情绪的安抚。患者症状重、病情急，常出现恐惧、无助、绝望等消极情绪。此时，医务人员通常将重心放在治病救人上，而忽略了沟通的重要性。患者处于应激状态，容易出现应激反应。如果没有良好的沟通，紧张的情绪不但会加重病情，也会恶化医患关系。

（二）慢性期

疾病进入慢性期，病情时好时坏，无法治愈，身体会出现一些不可逆的变化，病情发展的不确定性，都会加重患者的不良情绪。因此，在慢性期，医务人员应注重对患者的答疑解惑，增加患者战胜疾病的信心。

（三）康复期

在康复期，患者进入好转或功能恢复阶段。医务人员应重视对患者的健康教育，加强生活方式、饮食、营养、用药等方面的指导，促进患者身心康复。

▼ 第三节　内科医患沟通案例解析

【案例 1】

患者，男性，50 岁，因体检发现血压升高到心内科门诊就诊，测量血压 170/100mmHg，其他指标正常。李医生建议患者服用抗高血压药治疗。患者问："吃多久？"医生回答："高血压要终身服药的，不用药会发生心肌梗死、脑出血，还有可能造成肾衰竭。"患者非常害怕，带药回家。一周后再次就诊，对接诊王医生大吵大闹，说用药后血压没有下降，还出现了失眠、心慌、头痛的症状，身体变得更差了。王医生仔细询问患者病史，了解到患者个性急躁，上次就诊回去后一直很紧张，担心自己随时可能出现心肌梗死或者脑出血。患者喜欢吃油炸食品、腌制食品，日常生活盐摄入量较高。了解信息后，王医生耐心给患者讲解：高血压有两种，一种是原发性高血压，病因不清楚，需要长期服用药物控制血压；另一种是继发性高血压，是由其他疾病引起的高血压，找到病因是可以治愈的。你的情况是原发性高血压，需要用药物治疗。现在的身体不适有可能是药物的不良反应，也有可能是过于紧张、焦虑导致的。血压会受到情绪的影响，同时也与饮食习惯有关。除了药物治疗以外，你还需要控制饮食，少吃特别咸的食物，通常控制好血压不会有太大危害，不要过于忧虑。患者非常感谢医生的耐心解释，表明现在对自己的健康更有信心了。

案例分析：本案例中接诊的李医生是以传统的生物医学模式为主的诊疗模式，只针对患者高血压这一症状来进行沟通，并没有从生物-心理-社会多维度来理解患者的身体情况，忽略了内科疾病很多都是心身疾病的因素。在沟通中用词生硬，让患者产生了误解，引起了患者的不良情绪反应。而第二位医生，详细了解病史，也关注到了患者的心理状态，从生物-心理-社会三个维度来给予解释，既告知了病情，又进行了心理疏导，同时也给予患者生活方式的建议，取得了良好的沟通效果和疗效。

考查知识点：心身疾病、生物-心理-社会医学模式。

【案例 2】

患者，女性，70 岁，因糖尿病、冠心病、肾功能不全入院治疗，入院半个月，患者病情危重。患者丈夫 72 岁（大学教授退休，听力下降）一直陪护。患者病情危重，医生与家属沟通病情。由于家属听力不好，医生大声喊"7 床家属，出来一下"。老人原本对老伴的病情较为担心，现在听到医生如此大声，心情更加沉重。医生交代："你老伴病情现在十分严重，发生心力衰竭、肾衰竭，随时可能死亡，你知道吗？"老爷子非常生气："我来医院治病，我怎么知道。我难道来这里送死么？"不但不能继续沟通，患者家属还要投诉医生。

案例分析：本案例中患者病情危重，家属情绪紧张、焦虑、担心、害怕，医生与患者家属沟通时没有考虑到家属的情绪，直接进行告知。用"你知道吗"带有质问的感觉，对家属的情绪进一步产生不良刺激。此时，如果先和家属进行病情告知，然后再进行病情危重性的告知，给予家属情绪一个缓冲的过程。用词换为"我刚才说的有没有什么地方没有说清楚"；或者"我刚刚讲的内容，您如果有不清楚的可以问我"；而不是用"你知道吗""你听明白了么"这些类似有质问感觉的用词。

考查知识点：慢性病急性发作、危重患者家属沟通。

【案例 3】

患者，女性，50 岁（家庭主妇，不识字），因频繁起夜而就诊，确诊为糖尿病。患者既往身体健康，很少到医院看病。患者问医生："能治好么？"医生回答："治不好的。"给患者开了药物，嘱咐三个月以后来复查。患者心情非常低落，换了一家医院再次就诊，问医生同样的问题："能治好么？"医生一样回答"这个病治不好的"。患者回到家中后不再愿意出门，做什么事情也没有兴趣，甚至产生了轻生的想法。家人一再询问下，患者才说出原因："医生说我的病治不好，两个医生都这么说了。我肯定得的是不治之症，吃药也没有用的。"家人看了诊断反复劝说无效，再次带到医院就诊，医生这一次对糖尿病这一慢性病进行了详细的解释说明，终于打开了患者的心结，恢复了日常的状态。

案例分析：内科疾病以慢性疾病为主，迁延不愈，终身治疗多见。医生讲述"治不好"，是在强调疾病的慢性特征。而患者理解"治不好"为不能治愈的绝症。两者的理解偏差很大。因此，医务人员应注意患者问话时的情绪反应，关心患者提问背后的心理状态。一句简单的回答，可能引发患者的胡思乱想。应多邀请患者反馈，确认患者收到的内容是不是医生想要传达的内容，避免双方的误解。

考查知识点：双向沟通、医患沟通中的反馈。

【案例 4】

患者，女性，20 岁，第一次做胃镜检查，医生面无表情地进行了常规的流程，确认好患者信息，并要求患者喝了麻醉药以后躺上去。患者心情紧张，一直看着医生，医生拿着胃镜让患者张嘴，患者紧闭双眼，嘴巴尽可能张开。全程医生除了"张嘴"以外，没有说其他的话。患者感到强烈的异物感，发出"嗯嗯"的声音。医生没有回馈，继续操作。随着异物感的加重，患者本能地反抗，用手碰医生的手，医生停下操作，呵斥道："不要动，你这样我怎么做！"最终完成了胃镜检查，患者体验非常不好。

案例分析：本案例中，患者第一次做胃镜，非常紧张，胃镜的操作也十分难受。医生全程没有安慰患者，态度表现出不耐烦，患者的就医体验很差。语言沟通角度，医生没有安慰的语言，直接呵斥患者，患者的不良情绪加重。非语言沟通角度，医生语气生硬，没有表情，拉远医患之间的距离。

考查知识点：沟通中的人文关怀。

【案例 5】

患者，女性，60 岁，患有高血压、糖尿病、脑梗死、冠状动脉粥样硬化多种疾病。患者没有陪护，血糖一直居高不下。后来发现患者在吃小蛋糕。医生："你怎么能吃这个呢？这个你不可以吃的。"患者："我没吃，是孩子买过来的，没吃过。"医生说："那就好。"但医生后来查房发现剩下的蛋糕不在了，家属并没来探视。再问患者："你家属呢？"患者回答："来过了，已经走了。"医生没有当面揭穿患者，和患者聊起了家常，问老人的子女都在哪里工作，怎么没有一直在医院陪护，交谈中了解到老人子女工作繁忙，老伴已经去世了。最后对患者说："如果血糖还是控制不好，我必须和家属谈话了，要全程陪护，不能离开。"后来，患者的血糖慢慢控制住了，也没有看到患者的病房再有小蛋糕。出院前，医生和患者交流吃小蛋糕对血糖的影响，告知患者回家后注意饮食控制。

案例分析：内科病房老年患者居多，生活可以自理的老年患者有些是没有家属陪护的。本案例中，医生通过仔细观察发现患者血糖居高不下的真正原因，但并没有当面指责患者，而是了解到患者最为关心的问题，不想影响子女工作，独自在医院治疗。以此为切入点，引起老人对饮食控制的重视，达成了预期的效果。内科疾病受生活方式的影响较大，在治疗过程中医务人员应指导患者健康的生活方式，促进疾病的康复。

考查知识点：内科疾病特点。

❈ **课后思考** ···

1. 在对患者进行慢性病告知的过程，需要注意的事项有哪些？
2. 在进行治疗方案选择沟通时，技术要点有哪些？

章节测试 8

第九章

外科医患沟通

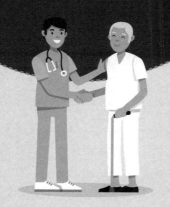

手术前后病理不一致带来的麻烦

张师傅今年 60 岁，近几日有刺激性咳嗽，到医院检查时医生开了胸部 CT 检查，结果发现右肺上叶有一个直径 1.8cm 的肿块，经过抗炎等治疗，6 个月后复查发现肿块略有增大。医生建议患者进一步检查，如果排除手术禁忌，应限期手术治疗，患者同意医生的治疗方案。手术先行肺肿块楔形切除术，术中冰冻切片提示：原位腺癌。7 天后患者即将出院时，医生通知患者，术后病理切片提示：浸润性腺癌，应进一步行肺癌根治术。患者非常不理解，为什么结果不一样，自己已经准备出院了，又要再进行一次手术，为什么第一次不进行根治性手术。主治医生反复沟通，终于取得了患者的理解，完成了二次手术，患者康复出院。

❀ 案例思考

1.在这个案例中你认为与患者及家属进行有效沟通的时机有哪些？如果你是主治医生，在术前谈话中会进行哪些方面的沟通？

2.在外科患者需二次手术时，你如何做好与患者及家属的沟通？

3.如果主管医生出差了，你作为带班医生需要与患者及家属沟通，告知患者需二次手术，该从哪里做起？

❀ 课前思考

1.术后遇到不可预期的意外发生时，如何与患者及家属沟通？

2.在外科患者病情变化的医患沟通中，你觉得难点在哪里？

3.外科患者医患沟通有哪些技巧和注意事项？

外科是现代医学的重要科目之一，以手术治疗为主要手段，研究外科疾病的发生、发展规律及其临床表现、诊断、预防和治疗的科学。近年来，随着科技的发展，外科的分工越来越细致，手术范围扩大到身体的各个部位，分科也越来越细致，例如心血管外科、神经外科、泌尿外科、肿瘤外科、显微外科、器官移植科等。手术作为外科的主要治疗手段，可以帮助患者恢复健康，但也会带来一定的创伤和风险。因此，术前、术中、术后各个环节，医患之间的沟通变得尤为重要。

第一节　外科疾病及患者特征

一、外科疾病特征

（一）见效快

外科以手术治疗摘除、修复为主，随着显微外科技术的应用，外科有了很大的发展，可以治疗的范围更广，带给人体组织的损伤也更小。尤其是"根治性"手术，例如早期肿瘤的根治性切除术、阑尾炎急性发作的切除术等，可以做到"手到病除"，见效快。

（二）风险大

手术具有治疗作用，但手术也会造成损伤、出血等。术后可能出现各种并发症。例如，十二指肠溃疡大出血做胃大部分切除时，由于情况紧急、瘢痕粘连，可能损伤胆管、胰腺或血管，术后可能发生出血性休克、胆瘘、胰腺炎或吻合口瘘等；由于抵抗力下降、伤口疼痛不能顺利排痰，可引起肺炎，远期由于胃肠通道和容积的改变，可能发生餐后腹胀、头晕、心悸、出汗等所谓倾倒综合征等并发症。

1. 技术要求高

不同的手术者在实施手术的过程中存在相当大的差异，如恶性肿瘤器官切除中，肿瘤边界与切缘的距离、淋巴结清扫范围等，这需要医生团队针对病情及患者情况进行综合判断，对医务人员的技术要求很高。

2. 团队合作

外科治疗需要医生、护士、医技等多个部门人员的合作，团队合作非常重要。术前医生针对病情的反复沟通、协商，术中、术后与团队成员的相互配合是患者顺利康复的重要保障。

二、外科患者特征

无论手术大小，对患者而言都是一个刺激事件，对患者的影响从术前准备期一直持续到术后康复期。虽然个体差异较大，但大部分患者会引发一系列的心理和行为反应，如果不能够得到及时缓解，会影响手术效果和患者康复。

（一）术前患者心理特征

1. 焦虑

手术对大部分患者而言是一个强烈的心理刺激，术前焦虑是最为常见的现象。由于手术治疗的创伤性及风险性，患者在术前会顾虑重重，担心手术效果，既期望手术成功，又对手术成功缺乏信心。对手术、麻醉、医生的水平、术后的康复等过分担心，在术前24h内焦虑达到峰值。

2. 恐惧

对于手术治疗，不同人群的恐惧点不完全一致，例如，儿童主要害怕疼痛，对手术的结果因为不了解而没有太多的担忧；青壮年主要担心术后的康复问题，担心影响社会功能；老年患者则担心手术导致生活不能自理，失去某些生理功能，甚至导致死亡等。

3. 期待

尽管手术风险很大，但患者仍然有很大的期待，盼望自己可以早日手术，解除躯体的痛苦。在整形外科，患者术前的期待更大，心存美好的愿景，盼望手术结果。

4. 悲观

有些手术在治疗的同时，也会带给患者丧失。例如，截肢手术会导致患者丧失劳动能力，形象变化。患者容易出现悲观无助、无所适从的情绪反应。

5. 敏感

患者由于手术结果的未知性导致神经过于敏感，对医务人员的语言、非语言信息容易盲目猜测。对诊断是否正确，手术是否成功，医生的水平等产生怀疑。

（二）术中患者特征

全麻患者在麻醉之前对医护人员的言行举止特别敏感，而非全麻患者在手术全程对医护人员的言行举止特别在意。

（三）术后患者特征

手术后患者最关心的是手术效果，术后是否可以恢复到原有的生活状态。有的患者术后适应起来较快，但对有的患者而言，手术结束仅仅是治疗的开始。例如，恶性肿瘤手术切除后可能还要面临放疗、化疗等进一步治疗，最终结果充满不确定性。骨科手术完成后，还需要进一步康复锻炼，尤其是关节部位的康复训练，如果康复不到位，导致关节功能受限，影响患者生活质量。因此，术后患者仍然会出现焦虑、担心、抑郁、悲观、失望等复杂的情绪问题。如果手术效果不理想，还可能存在对治疗过程过于猜忌的心理现象。因此，术后医务人员应关心患者的心理变化，及时沟通，减轻患者的心理应激反应。

▼ 第二节　外科医患沟通技巧

相比较内科，外科患者会更加茫然，对手术的过程知之甚少；手术治疗风险性高；手术治疗术后易出现并发症等系列因素，都可能成为阻碍医患沟通的因素。沟通不到位，会将手术的治疗效果大打折扣。例如，患者的病情十分复杂，医务人员已经竭尽全力，但患者过高估计了手术的治疗效果。医生认为基于患者的基础情况手术已经很成功，但患者认为治疗效果不理想。此时导致医患双方不满的主要原因是沟通不畅，而不是技术问题。

一、外科医患沟通要点

（一）术前沟通要点

知情同意贯穿整个医疗过程，而手术知情同意则是在临床上最受关注、最重要的一种。2009年，我国的《侵权责任法》对术前知情同意的实施做出了规定，其中第55条明确规定需要实施手术、特殊检查、特殊治疗的，医务人员应当及时向患者说明医疗风险、替代医疗方案等情况，并取得书面同意。目前，手术知情同意已经成为手术的重要组成部分，是实施手术之前必不可少的一个环节。不仅仅是进行传统意义上的外科手术之前需要签署知情同意书，随着越来越多的介入手术或者创伤性诊疗操作等非传统意义上的"外科手术"在内科、介入科等科室开展，需要开展术前谈话，实施术前知情同意的范围也越来越广。

术前谈话是指医生与患者及家属或者相关人员谈话，将治疗措施、治疗风险和预后情况等内容客观告知，并对相关疑问给予解答的过程，最终实现医患双方的意见一致。术前谈话是一项规范性和专业性很强的工作。好的开始是成功的一半，一次好的术前谈话，可以稳定患者的情绪，得到患者及家属的理解和配合，对于后续治疗的顺利开展起着重要的作用。术前谈话进行充分，患者有了一定的思想准备，可以为术后诊疗和沟通打下良好基础。术前沟通主要包括以下几方面内容。

1. 告知病情相关内容

患者手术前，医生应告知患者疾病的诊断、治疗方案、手术的必要性、手术的方式、手术的医疗团队、备选方案、预计手术时长等，详细告知患者及家属，以便于患者及家属理解手术的意义，配合治疗。

2. 告知风险

"丑话说在前面"，这句俗语大家司空见惯。外科是高风险的科室，手术带来的创伤反应个体反应差别很大。术前评估不能完全预估到术中、术后可能发生的真实情况。因此，在术前应充分告知手术存在的风险，让患者及家属有一定的思想准备。风险告知需要注意因人而异，对于承受能力差的患者，过于强调手术的风险会引发患者焦虑指数增加，反而不利于手术治疗。

3. 告知可能出现的情况

医务人员应告知患者手术中可能发生的情况，术后可能发生的并发症等不良后果，如果出现类似情况的预备处理方案，让患者和家属有一定的了解，避免不良后果发生时患者和家属过于担心。

4. 告知术后注意事项

手术往往被患者和家属认为是最难的一关，手术顺利往往容易忽略术后康复注意事项。医务人员应提前告知术后康复的注意事项，避免患者及家属因为不了解而导致病情恶化。例如，阑尾炎术后需要患者下床活动，防止粘连发生。而患者自以为手术后需要静养，会影响疾病的康复。

（二）术中沟通要点

尽管医务人员在术前做了充分准备，仍然没有办法避免术中出现意外情况。例如，术中发现肿瘤已经发生转移，无法进行根治性手术；术前准备切除胆囊息肉，术中发现需要切除整个胆囊。对于需要更换手术方案等并未在预知范围的事项，应与患者及家属在术中及时沟通，保障患者的知情权。

（三）术后沟通要点

手术结束，患者和家属的心情相对放松下来。此时，医务人员应重点沟通术后并发症及康复注意事项。反复告知，并要求患者及家属进行反馈，以确保信息传递的准确性。

二、外科医患沟通技巧

（一）术前沟通

1. 医务人员心态上重视术前谈话

在临床实践中，手术之前患者或家属会签订知情同意书，意味着对手术相关的风险已经有所了解。医务人员切不可认为有了知情同意书，患者和家属已经签字了，说明患者和家属都了解情况了。知情同意书的签订并不是一个简单的程序，医患之间理解可能会有歧义，需要充分沟通，使医患双方达成一致。例如，胆囊息肉患者书面内容为：切除病灶。这里医患之间有可能出现理解不一致导致的问题。患者认为息肉就是病灶，医务人员认为病灶是长了息肉的胆囊。术中医务人员将胆囊切除，患者认为是过度治疗而引发医患纠纷。近年来，有医院对病情特别复杂的手术进行术前谈话公证，手术结果不管成功还是失败，均未发生医患纠纷。这充分说明了术前谈话的重要性，同时提醒医务人员应充分重视术前谈话，不要流于简单告知后签字的形式。

因此，作为术前谈话的医生，应在术前谈话之前做好充分准备，对患者的病情了如指掌，对患者的家庭、社会身份、经济状况等因素有充分的了解，为患者制定好完备的治疗方案，再进行谈话。

2.选择适宜的沟通场所

术前谈话不仅仅涉及治疗内容，更多是针对患者及家属的疑问、顾虑进行沟通。尽量安排在一个安静、独立的空间进行谈话，避免患者及家属由于他人在场所产生的顾忌。例如，在病房、走廊、医生办公室，其他人员进进出出，谈话很容易被中断和干扰。对于一些重大的疑难杂症、存在潜在医疗纠纷的手术，最好安排在可以视频录制的专用谈话室进行，以保存完整的资料。

3.了解患者心理社会因素，个性化沟通

个性特征、情绪状态、应对能力、家庭的经济能力、工作性质、社会关系等因素，都会导致患者对治疗的理解和期待不同。例如，患者如果是一个"工作狂"，社会角色对患者来说非常重要，很难进入患者角色中。十分关心手术的预后情况，此时医务人员在术后康复注意事项上要多进行沟通。例如，患者进行膝关节手术，术后患者投身于工作中，忽略了康复锻炼，最终导致关节活动受限，影响患者的生活质量。

4.客观的告知

手术一定有风险，医务人员需要依据患者的情况平衡风险告知的程度。在临床实践中，医务人员见证手术意外事件发生的概率远远高于患者，常常导致医务人员过度告知风险。术前患者和家属通常处于高度焦虑的状态，过度的风险告知将进一步增加焦虑情绪。例如，一位患者由于过于焦虑手术结果，导致术前血压、心率上升，麻醉师无法进行麻醉。因此，在临床实践中，医务人员应该保持一个客观的态度进行告知，不能夸大手术的风险性。没有一个绝对的指标提示医务人员告知病情要到何种程度，医务人员在告知过程应仔细观察患者的身心反应，平衡风险告知的程度。

5.树立治疗信心，避免不良心态影响

术前谈话的重要性不言而喻，但术前谈话时间有限，很难做到面面俱到。在有限的时间内，医务人员需要有所侧重。医生可以根据患者的情况和所选择的术式，将对于患者而言最可能发生或危害性最大的信息重点交代。例如，术中、术后可能出现的风险、并发症、意外，甚至危及生命的情况。与此同时，医务人员也应告知患者医疗团队的应对方案，取得患者和家属的信任，对治疗树立信心。

6. 保证充足的沟通时间

术前谈话大部分医生都会安排在手术的前一天进行。这个时间术前评估已经完成，医疗团队对患者的情况也进行了深入讨论，是和患者或家属沟通的最佳时机。但对于一些重大疾病，或者家庭关系复杂的患者，可以提前1～2天时间进行谈话，给予患者和家属充足的时间进行商议，从而慎重决定治疗方案。

术前谈话的目标是让患者对手术有充分的了解，因此谈话的时间需要有保障。充足的交流时间，是医患之间进行充分沟通与交流的前提，所进行的手术越复杂、危险性越高，就需要越多的时间开展术前谈话。对于特殊的急症患者，需要在短时间内获得患者或家属的同意，立即实施手术挽救生命。这种情况下，应重点突出，以利于患者和家属快速理解并做出决定。

7. 安抚患者和家属情绪

术前谈话，对于患者和家属而言，都不是一个令人愉快的过程。他们会感到紧张、害怕、焦虑、悲伤等。在术前谈话过程中，医生应多换位思考，多从患者角度出发，注意观察患者及家属的情绪反应，在恰当的时候通过语言的安慰或者适当的肢体接触提供情感支持。适当的安慰与鼓励，可以充分体现人文关怀，拉近医患之间的距离，提高医患之间的信任度，有利于术前谈话的顺利实施。术前谈话不仅是

视频 9-1　术前沟通

一个手术前必须完成的法律程序，还体现出医生的医术、医德和责任心。

（二）术中沟通

手术进程是医患双方都高度关注的治疗阶段。由于疾病和个体的差异，术中可能发生各种难以预料的情况，术中仍应进行实时的沟通。

1. 注意言谈举止

尽管做了术前告知，患者也有一定思想准备。但当患者前往手术室途中，焦虑紧张的情绪通常会上升，对医务人员的言谈举止格外在意。常态化的寒暄、玩笑都可能带给患者不严谨、不认真的感觉，从而破坏医患关系。

2. 避免不良刺激

手术中，在非全麻患者面前，医务人员应更注意自己的操作和言行，以免患者受到不良的暗示或知道了不该知道的病情。例如，医务人员表现出惊讶、可惜、无可奈何等情绪，患者心情可能沉入谷底，感觉自己变得很糟糕。医护人员不要讲容易引起患者误会的话，如"断了""糟了""穿了""取不完了""接反了"等，以免引起医源性纠纷。非全身麻醉的患者，对医生在施行手术中的一举一动都会有非常认真的体会和考虑，当术后发生一些不良情况时，患者常会把手术中的情况联系起来。在手术台上，还应避免谈论与手术无关的话题，特别是手术患者为清醒状态时，手术医生谈论无关话题和接听电话会使患者产生恐惧、增

加危险感。

3. 补充告知

如果在手术过程中发现患者情况与术前预计的不完全相符，考虑需要扩大手术范围或者改变手术方式，甚至可能损伤周围的组织、器官或需要切除预定范围外的组织、器官时，医生应及时告知患者或家属，做好有效沟通，征得患者或家属的同意并签字后方可继续进行手术。术中出现意外大出血或其他危及生命的情况，也应及时与患者或家属沟通。

（三）术后沟通

术后患者和家属最想知道手术是否成功，医生应第一时间告知相关信息。很多病情变化是在手术后发生的，医生应重视术后患者的观察，细心与患者交谈，及时发现问题、解决问题。

视频 9-2　术中沟通

及早沟通可能发生情况，避免顾虑。手术后会有一些可以预知的情况，医生应提前告知患者。例如，医生告知患者："麻药失效以后，患者会有疼痛的感觉，在咳嗽时疼痛可能加重。如果疼痛不能忍受，可以告知医生进行镇痛处理。"当患者预知以后，出现疼痛的症状时不会恐慌。否则患者可能非常担心，为什么手术顺利，但是自己会疼痛加剧。一些手术术后会出现局部的肿胀等炎症反应，此时应提前告知患者："这两天可能会肿起来，这是正常的反应，不用担心。"这些告知都会使患者减少或避免不必要的焦虑。

（四）告知并发症

临床上，手术是一种高效的治疗方法，也是一种高风险的治疗方法。无论是脏器的切除，还是脏器的重建，都可能带来脏器愈合不良等各种各样的并发症。这些情况不是患者及家属希望看到的，同样也不是医生希望看到的。手术并发症是由外科手术引起的，可能与患者身体条件、所患疾病有关，也可能与手术医生的技术有关。

当出现手术并发症时，最重要的是要与患者取得良好沟通，能够达成共识，共同解决并发症产生的问题。由于手术并发症是手术引起的，患者或家属可能对医生产生不信任，医生在进行告知时要有充分的思想准备。并发症有很多种类，有些比较简单而且容易处理，有些比较复杂，或者可能会产生后遗症。例如，骨科术后并发骨髓炎，可能面临二次手术或者截肢的风险。面对这些严重并发症的情况，如何和患者及家属良好沟通，并且达成处理的一致意见十分重要。此时，医生首先要面对问题，对病情要有清晰的认识，做出对并发症的诊断，并且制订相应的治疗方案。同时将不同的治疗方案对患者及家属进行告知，并和他们共同决策。如果不能进行有效的沟通，那么可能会延误病情，甚至加大医患之间的矛盾。

1. 沟通之前做好铺垫，沟通之后给予安慰

对于患者及家属而言，并发症是坏消息，本能会产生心理上的抵触。医生在开始交流之前，应对并发症的情况及治疗应对方案有详细的准备再进行沟通。先应用一些表述让患者及家属在心理上有所准备。例如，手术整体还是成功的，术后状态也还不错，但是也有一些不好的情况。让患者和家属对于后面的坏消息有一定的思想准备。听完并发症以后，患者及家属会对并发症的严重性产生担心。此时，医生再告知患者准备的应对方案，例如："我们再观察几天看看，如果还没有缓解，可能需要二次手术。不过这次手术就不像上次了，是一个小手术，时间也短很多，创伤也小很多。"这样让患者和家属对治疗有信心，不至于过度忧虑。

2. 注意观察患者和家属的反应，及时给予回应

在沟通的过程中，要对患者及家属的状况有判断，关注患者及家属的反应，判断患者及家属对发生问题的心理承受能力。如碰到情绪比较紧张、承受能力比较差的患者或家属，在告知的过程中，应该充分顾及他们的反应和认识，放缓告知速度，多用语言安慰他们的情绪，当情绪稳定后再逐步进行告知。

3. 发挥团队优势

出现并发症的时候，医生必须让患者及家属有这样的认识：我们需要共同面对，目前重要的不是纠结并发症如何产生，而是如何面对及如何去处理并发症。患者及家属需要信任医生，关注问题本身。而这一点，应该是医生在沟通中非常重要的一点。如果患者及家属对手术医生已经失去了信任，后续治疗就会产生困难和问题，甚至出现争论等情况，此时可以请医疗团队其他医生沟通，更好地解决并发症。

（五）康复指导

术后的康复指导非常重要，没有康复指导，成功的手术也可能功亏一篑。例如，肺部手术的患者需要多咳嗽、咳痰，保障气管通畅。但是患者由于咳痰会产生

疼痛，不愿意进行咳痰，医生应告知咳痰的重要性。骨科术后患者需要进行康复训练，增强运动功能。这些康复指导，医生需要高度重视，反复强调。

对于一些特殊的手术，例如截肢手术、面部烧伤植皮手术等，术后患者可能一时无法接受自己的体相变化和功能缺失，出现严重的心理问题。医务人员应多观察患者的

视频 9-3 术后沟通

情绪反应，必要时给予心理安慰，对于特别严重的患者建议心理专科治疗。

第三节　外科医患沟通案例解析

【案例 1】

患者，男性，30 岁，因车祸导致肱骨外科颈骨折。入院后进行了内固定手术，术后拍片显示手术成功。出院时，医生告知患者："2 周后来医院门诊复查。"患者问："查什么？"医生回答："来看一下吧。"患者出院后，慢慢恢复，觉得没有必要来医院检查，自己还有工作要做，等一年后复查能否取出内固定就好了。一年后，患者来复诊。发现骨折断端开始钙化，骨折线没有消失。医生告知可能需要二次手术，在髂骨移植骨组织进行治疗。患者非常担忧，四处求医。患者认为手术没有做好才会出现这样的情况，医生认为患者没有按要求复查，双方各执己见。

案例分析：本案例中，医患双方均存在"想当然"的状况。医生认为告知患者来复查了。患者认为医生说来看看，也不知道看什么，应该没有什么用。双方都没有重视术后康复。医生对术后康复指导重视度不够，对术后患者复诊的重要性没有进行强调，只是用"来看看"表达，不能引起患者的重视，没有让患者真正了解到复诊的重要性。

考查知识点：术后医患沟通。

【案例 2】

患者，女性，19 岁，单眼皮，希望通过微整形变成双眼皮，让眼睛变大一些。在母亲陪同下进行术前谈话，告知相关内容，完成了微整形手术。术后第二天患者看到自己的眼睛红肿厉害，双眼皮非常不自然，感觉没有办法出门见人。对医生手术效果非常不满意，找到医生质问。医生说："双眼皮手术完了本来就是这样的。"二人发生争吵。另一位医生安抚患者及家属坐下，仔细倾听了原因，了解到了患者的情绪来由后进行讲解，告知双眼皮手术后伤口肿胀属于正常的反应，同时告知肿胀可能存在的时间，预后的状况等。患者了解以后心态平稳，一周以后基本消肿，对手术效果非常满意。

案例分析：本案例中，第一位医生对可能出现的情况没有在术后及时告知，患者因此而感到恐慌，将正常的肿胀反应当成了术后效果。在患者提出困惑时，医生没有进行倾听和解答，而是直接回应"就是这样的"，对医患之间的关系是破坏作用的。第二位医生首先安抚患者的情绪，倾听患者的感受，在了解了患者情绪以后，针对性进行解释和说明，消除了患者的疑虑。医务人员应重视术后的医患沟通，尤其是可预见的情况应提前告知患者。

考查知识点：术后医患沟通。

【案例 3】

患者，男性，60 岁，因急性阑尾炎入院，患者有高血压、糖尿病。阑尾炎急性发作需要马上手术治疗。术前医生和家属告知手术风险，将知情同意书上的所有风险进行了宣读。听到一半家属感觉风险很大，开始给其他人打电话咨询。然后和医生说："要不先不手术了吧，打打消炎针也能好的。"医生说："也可以，那也需要签字。"于是拿出病理写上：家属拒绝手术，一切后果自负。家属再问："不手术有什么后果？"医生回答："阑尾炎导致阑尾穿孔，发生腹膜炎、败血症等，严重可能会死亡。"家属一下就懵了："怎么感觉得了阑尾炎以后，横竖都是死了呢。手术也不行，不手术也不行。"医生继续说："医学都是不能打包票的，该讲的都讲了，最终还是你们自己拿主意。"家属更加不知道怎么办好了，迟迟不能做出决定。医生安慰患者说："其实任何手术都是有风险的，阑尾炎不算疑难杂症，只要配合治疗大部分患者都会痊愈的，你家老爷子只是因为有糖尿病、高血压，导致手术会风险更大一些。不过我们已经准备好了手术预备方案，风险相对来说我们会尽力控制的。你也不用过分担忧。"此时，家属才慢慢安心下来，最终签字手术。

案例分析：本案例中，医生一开始由于病情紧急或其他原因导致程序性的手术风险告知，只是一条条宣读，患者及家属焦虑指数增高。在选择治疗方案时，没有建立共同协商的氛围，沟通陷入僵局，家属陷入两难困境中。医生根据家属的反应调整了沟通策略，进行了细致地解释和情绪上的安慰，从而家属能够在情绪平稳的状态下做出选择。在术前谈话过程中，医务人员切不可把术前谈话当成免责程序，风险都告知了，患者或家属自己选就行了。术前医患之间没有建立并肩作战的同盟关系，在术后出现并发症等意外时，更难以形成共同应对困境的工作氛围，演变成互相埋怨，医患双方都无法达成自己的初衷。

考查知识点：术前谈话。

【案例4】

患者，女性，75 岁，眼睛看东西很模糊，总觉得有什么东西在扎眼球，有异物感。术前评估检查，医生每个操作都会告知患者。例如："老人家接下来会有用水冲洗的感觉，可能有点凉，您忍一下就好了。"术前各种检查完之后，医生告知诊断："老人家，您双眼都有白内障，其中一只眼睛还有眼睑瘤，不过您不要担心，是良性的，切除就好了，不会影响任何其他的生活。手术很简单，风险很小。只是不能和白内障手术一起做，只能一侧先做白内障，另一侧摘一下小瘤，恢复差不多之后再做另一侧白内障。"患者追问："白内障手术危不危险？"医生拿出来一个眼球的模型，用模型配合讲解。将白内障比喻成房间玻璃上的雾气，所以从窗内看不见窗外，手术就相当于把有雾气的玻璃擦干净，手术具体是怎么操作呢，把混浊了的晶状体比喻成一个葡萄，先把葡萄皮撕一个洞，把浑浊的晶状体也就是葡萄肉取出，但是保留后面的葡萄皮，然后把人工晶状体植入到这个袋子中，手术就完成了。患者听明白了，但是老人家还是有点害怕和担心，医生告诉患者这个手术已经很成熟，有风险但是很低，而且手术有麻醉，所以您无需担心。

术前各项检查没有问题，可以进行手术，医生和患者详细说明了检查项目结果，例如肝肾功能、血糖、血脂等都没问题，这样的语言沟通安抚了老人家的畏惧心理，给患者极大的信心。手术后，医生告知了家属可能出现的并发症及注意事项。有不舒服症状出现时应当心，例如眼球疼痛等不适，并嘱咐患者注意休息等事项。老人家并没有出现并发症和其他不良情况，视力明显恢复。出院前医生还嘱咐了出院后的注意事项和用药方法等。

案例分析： 本案例中医生在术前检查、术前谈话、术后指导等过程中，全程以患者为中心，从生物-心理-社会模式，不但对疾病诊断和治疗进行了解释，还注意安抚患者恐惧、焦虑的心理，详尽告知了手术前检查、手术风险、并发症防治和术后注意事项等，使患者增强了信心，并更加信任医生。本案例中，医生对于检查结果的详细解释，明显增强了患者的治疗信心；采用通俗易懂的语言，结合眼球模型进行解释，即便是老年患者都能够理解医生传达的意思，整个过程能感受到医生的人文关怀和为患者着想的心。

考查知识点： 术前谈话，通俗易懂的语言沟通。

【案例5】

患者，女性，35岁，肾脏多发结石并重度积水，碎石取石术后出血严重。医疗团队综合考虑，患者有失血性休克危险。主管医生联系血管外科准备血管造影，介入栓塞治疗。在告知家属血管检查和血管栓塞必要性时，家属坚决不同意，并且指责医生，本来就是一个肾结石，怎么变得这么严重，还是医生的水平不行，再手术命都没有了。医生非常生气，但是从患者的角度考虑，理解他们害怕手术失败，毕竟患者太年轻了。尤其是患者的妈妈，接受不了再次手术的风险。医生克制住自己的情绪，再次和家属解释，如果现在不进行治疗，找不到出血点，患者出现出血性休克，要错过救她的机会了。最终家属同意手术，术中顺利找到了出血点，止住了出血。术后几天，患者出现不明原因高热，家属情绪十分激动，再次指责医生是手术导致。医生和家属反复沟通，先进行抗炎治疗，看看是否能将术后感染控制住。如果实在不行，只能做引流手术。最终抗炎治疗失败，医生再次和家属沟通时，家属马上同意做引流手术。原来在住院期间，家属感受到了医务人员的尽心尽力，每天在查房时都仔细询问，关注患者的病情进展，他们相信医生一定是希望患者好起来的。最终患者做了引流手术，完成了全部治疗过程，顺利出院，家属向医务人员道歉和致谢。

案例分析： 术后并发症是医生和患者都不愿意看到的，一旦发生医患双方都会很挫败。尤其是患者及家属，情绪激动，会指责医生手术不利。本案例中，医生在面对指责的时候，仍然能够做到换位思考，理解患者及家属的担心和忧虑，最终取得了患者及家属的信任及配合，对并发症的治疗双方达成一致意见。医患双方没有形成矛盾或纠纷，反而取得了一致性沟通。关键在于医务人员能够理解患者和家属的情绪反应，并能控制好自己的情绪，医务人员尽心尽力为患者着想的工作态度，帮助医患之间达成合作的关系。

考查知识点：术后并发症沟通。

❀ 课后思考 ··

1.术前谈话的注意事项有哪些?

2.外科患者的特点包括哪些?

3.如何有效沟通，避免手术效果不尽人意时带来的医患纠纷?

章节测试 9

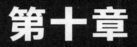

第十章

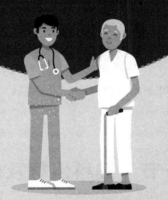

妇产科医患沟通

妇科怎么会有男医生？我要投诉。

　　小李是一名妇科的男住院医生，周二轮到他出妇科门诊，这时正好进来一名下腹隐痛的年轻女患者，小李医生于是叫来护士，对这位年轻患者进行了妇科检查。检查结束后，在门口等候的男朋友就冲了进来，对小李医生为自己的女朋友进行妇科检查表示不满，说道："妇科怎么会有男医生？我要投诉。"

❋ 案例思考 ··

　　1.如果你是小李医生，你会怎么做？
　　2.如果你是旁边那位护士，你会怎么帮小李医生？

❋ 课前思考 ··

　　1.在妇科医患沟通中，男医生应该注意什么？
　　2.对于患者那些不理解（无效投诉），你总结的医患沟通技巧有哪些？
　　妇科是诊疗女性妇科病的专业科室。女性生殖系统的疾病即为妇科疾病，包括外阴疾病、阴道疾病、子宫疾病、输卵管疾病、卵巢疾病等。妇科疾病是女性常见病、多发病。多数情况下，女性对妇科疾病缺乏应有的认识，缺乏对身体的保健，加之不良生活习惯等，导致妇科疾病的发生，给正常的生活、工作带来极大的不便。妇科疾病与心理社会因素相关性较大，在疾病的发生、治疗、转归过程中起着重要作用。

▼ 第一节　妇科疾病及患者特征

一、妇科疾病特征

（一）患病率高、人群广、危害大

　　由于女性生殖系统独特的生理结构，很容易受到感染。最直接的感染方式是性生活感染，尤其是不洁性生活。间接感染有经公共浴池、浴盆、浴巾、游泳池、厕

所、衣物、器械及敷料等途径传播而感染。另外，生活中的压力、生活不规律等原因也可导致女性内分泌失调而诱发妇科疾病。长期服用抗生素使阴道内的酸碱平衡失调导致妇科疾病。毫不夸张地说，一不留神就可能患病。

女性自新生儿期开始至绝经后的老年期，一生各个阶段均有患妇科疾病的可能。儿童期有患外阴和阴道炎的可能；青春期因神经内分泌功能不健全可能出现青春期功能性子宫出血或闭经；生育年龄的女性生殖道炎症、月经紊乱、子宫肌瘤、子宫内膜异位症等妇科疾病的患病率较高；围绝经期妇女因卵巢功能衰退可能引起围绝经期月经紊乱、生殖道肿瘤；老年期由于雌激素水平下降、体质下降等原因容易引发老年性阴道炎、尿路感染等。

（二）受重视程度低

阴道炎、宫颈炎、宫颈糜烂、外阴瘙痒、白带异常、真菌感染等临床症状不明显，患者往往不重视，认为对身体没有多大影响而不进行正规治疗，等疾病发生了不良转归才后悔莫及。例如，宫颈炎长期不治疗，炎症慢性刺激导致宫颈癌的发生。

（三）诊断困难

临床症状不明显或缺乏特异性是妇科疾病诊断较困难的原因之一。例如，阴道分泌物或白带增多，是多种妇科疾病的共同表现，临床上难以鉴别为何种疾病。此外，妇科疾病检查均需借助扩阴器做内检，才能观察到阴道和宫颈的病变，部分患者不愿意做妇科检查，也为诊断带来一定困难。

（四）涉及个人隐私多

妇科疾病常常涉及婚姻、家庭和两性关系等个人隐私，包括性生活史、流产史、不洁性生活史、分娩史等。疾病诊疗过程不可避免涉及患者隐私，例如，患者的不孕症可能是由于婚前性行为或人工流产史导致的。一些妇科疾病需要伴侣一同治疗，避免交叉感染。但是因涉及隐私问题，患者会有心理顾虑，不愿意告知伴侣一同治疗，导致病情反复，不容易治愈。

二、妇科患者特征

（一）女性患者的心理特点

女性倾向于通过情感交流来解决问题，对情感的需求强烈使女性患者更在意医务人员的关心、关怀，是否体谅患者等情感需求的满足。女性患者对疾病也更加敏感，容易表现出明显的恐惧、担忧。对疾病预后产生很多联想，导致情绪波动较大。在诊疗的过程中，在意他人对自己的看法，涉及隐私会刻意隐瞒自己的病情，表现较为压抑。在做妇科检查过程中，容易出现羞涩心理等。

（二）讳疾忌医

妇科疾病常常涉及个人隐私，患者常常会感到难为情，难以对他人述说，或就诊时不能明确表述就诊目的，含糊表达；妇科检查涉及患者隐私部位，患者往往因为回避妇科检查而不愿意就诊，导致很多患者不能及时就医；妇科疾病临床症状不典型，有些患者不重视，尤其是一些文化层次低，家庭、社会地位不高的女性，耐受性强，往往到了忍受不了的时候才来就诊。诸多原因导致患者就诊时疾病或症状已经发展得较为严重。

（三）回避男医生诊疗

半数以上的女性在妇科检查时回避男医生检查，明确表明拒绝男医生的患者也不在少数。为保护患者利益，《医生法》规定男医生在为女患者检查时，需要有女医护人员在场。但受传统观念的影响，有些女性患者仍然不愿意男医生为自己做妇科检查。

▼ 第二节　妇科医患沟通技巧

一、尊重患者，体现关怀

妇科患者均为女性，对情感的需求较高，医护人员在与患者沟通过程中，需要特别注意对患者的人文关怀。因此，医生对患者要有全面的了解，不仅要了解患者的个性特征，也要掌握患者所处的社会环境、职业、地位、生活等社会情况。在为患者提供高满意度的技术服务的基础上，全面提供心理的、精神的、情感的安慰和援助。

（一）耐心倾听

妇科疾病多涉及患者隐私，甚至是患者的难言之隐。很多疾病反复发作、久治不愈，例如，痛经、妇科炎症等在治疗的过程中患者的心理困扰也在不断增加。在医学实践过程中，医生要体会患者的痛苦，耐心、细致、深入地了解病情，给患者倾诉的机会。医生尽量做到耐心倾听，不做与诊疗过程无关的事情，全身心地关注患者的身体健康情况。从心理治疗的视角来看，患者能够宣泄自己内心的痛苦，感受到被关注，也具有一定的疗愈作用。

（二）多讲关心的话

患者处于疾病状态，相比健康状态，更需要关心。此时一句关心的话语，对患者来说可能是莫大的安慰。例如，当患者说："我就怕万一要抽血，饭都没敢吃。"医生可以回应："今天的检查不需要空腹的，你可以等下去放射科报个到，然后先去吃个早饭。"或者说："是的，我马上给你开单子，先去抽血，抽完血就可以吃饭了，其他检查吃好饭再做也来得及。"通过回应让患者感觉到医生的关心。例如，患者气喘吁吁地坐下来，满头大汗，医生可以关切地问："看起来气喘吁吁的，怎么了？"表达自己的关心的同时，也给患者一个时间缓冲。在病房里查房时，也可以先问问患者"昨天睡得怎么样""在医院里吃的习惯么"等问题。

（三）尊重患者的表达，注意打断方式

女性的表达能力相对较强，更容易表达自己内心的想法。为了把事情的来龙去脉讲清楚，患者通常讲述的过程比较冗长。有时为了引起医务人员的重视，患者也有渲染色彩的主诉。此时，医务人员应注意不要粗暴地打断患者。例如，"讲那么多干什么。我问什么你说什么"。这样的说法非常容易引发患者的不满情绪。换一种表达方式，例如："不好意思，由于时间有限不得不打断你，我再确认一下刚才谈到的信息。"或者采用积极引导的方式："好的，你说得很清楚，我了解了，那你的睡眠怎么样？"

二、解释细致，消除顾虑

女性患者情感更为细腻，考虑的内容较为细致，焦虑也会较多。因此，在病情告知时应尽可能详细。在医生看来简单明了的问题，在患者看来可能一窍不通，希望医生给予解释才能感觉到踏实、放心。例如，在给患者开出检查单后，患者犹豫不决，医生不能直接说"做不做自己考虑吧"或者"不想做就签字吧"。这会让患者感到非常不负责任。应积极询问患者的顾虑，详细介绍检查的必要性，将利弊告知清楚。

（一）科普短视频

医生每天面对很多新患者，做到对每个患者都能耐心细致地讲解的确不容易，时间有限时更难达成。医务人员可以充分利用现代化交流手段，例如，录制短视频。根据自己在日常工作中遇到的常见的、多发病的科普知识，录制成科普短视频。在时间有限的情况下，可以让患者先看短视频，再针对不理解的问题进行进一步解答。虽然网上资源丰富，但是患者很难从海量的资料中甄别内容的科学性和实用性。患者看到自己的主治医生录制的视频，会更加有亲切感，增进内容的可接受性，起到事半功倍的效果。

（二）贴心便笺

生活中，人们常常说"重要的事情说三遍"，意味着重要的事情怎么强调都不

为过。在诊疗过程中，医务人员可以使用便笺纸，当特别需要患者的注意事项，在进行口头告知的同时写下来，回去提醒患者放在自己最容易看到的地方，可以提醒患者注意。例如，贴在办公桌上、电脑边上等。也可以将一些常规的注意事项打印出来，对不同的患者勾选不同的注意事项。

（三）反馈确认

沟通的反馈非常重要，医生在进行病情解释等告知时，是基于医生自身的理解和经验进行输出。但患者接受的信息加工是按照自己的理解和经验进行输入的，很可能出现偏差和误解。对于重要的事情一定请患者反馈确认，保障患者收到的信息是医务人员准备传递的信息。

这些做法比较简单，但比较细致，更容易让女性患者感受到医务人员的用心，从而增加对医生的信任度，建立合作的医患关系。

三、涉及隐私问题的沟通技巧

当疾病涉及隐私问题时，患者常常把生病视为不好的事情，很在乎别人对自己的看法和态度，总想对病情、致病原因、自己的心理感受有所保留和隐瞒。妇科疾病患者还常常有愧疚之情，例如，患有不孕症时觉得自己愧对家人，或者因自己不能生育孩子而感到羞愧。在医患沟通过程中，能让患者从就诊开始就打消顾虑、畅所欲言、充分倾诉，是妇科医生需要加强练习的接诊艺术。

（一）倾听话外音

医生要尊重患者的隐私权，但有时隐私又是了解病情的关键。这时，需要医生从患者的神情和叙述中，寻找到病情背后的"难言之隐"。例如，当谈到某些内容的时候患者的语言变得不流畅、眼神变得躲闪、神情表露比较为难等，这时医生可以试探性地问："你是不是有一些烦恼不知道该怎么讲？"此时，很多患者在短暂的思考后，决定告诉医生。如果患者选择避而不谈，也不会感觉太尴尬。切不可妄加猜测后直接判断，例如："是不是以前有过流产？"这会让患者感觉特别为难和尴尬，还有可能在家属意外听到的情况下引发家庭纠纷。

（二）注意沟通的环境和时机

涉及隐私的问题沟通地点最好是独立的、相对私密的空间。在其他患者在场的情况下肯定是不适宜的。有家属陪伴的患者，如果谈及话题患者不希望被家属听到，应选患者单独的环境沟通。例如，先请家属在外边等候或者将患者请出来到独立的诊室进行沟通。同时也要注意音量不要太高，关上诊室门等，最大限度保护患者的隐私。

（三）保障沟通信息的准确性

话题较为敏感时，往往会导致沟通的过程双方表达都有所顾忌和隐晦，推测和猜测的成分增加。例如，患者诊断为性病，医生担心患者出现过激反应，在沟通过程中模棱两可。也许医生是出于对患者的保护心理，也有可能是医生自身的情绪导致。不但不利于双方沟通，反而容易引发误解。因此，越是敏感的问题，医务人员越应注意确保信息准确传递。

▼ 第三节 妇科医患沟通案例解析

【案例 1】

视频 10-1 妇科
医患沟通

患者，女性，16 岁，因停经 3 个月在母亲陪同下至妇科就诊。医生问患者是否有男朋友，患者一口否认，眼睛看着妈妈表示"绝对没有"。妈妈也表示，孩子一直很乖，不可能做出格的事情，估计是学习压力大导致的内分泌失调。医生见到母女二人的反应，请女儿到诊室外边等一下，和妈妈交代自己为了排除诊断，需要进行尿妊娠试验，如果为阴性结果，就可以放心依据其他情况来进行检查了。母亲坚决不同意，认为女儿不可能出现类似问题，做尿妊娠检查女儿会感到被羞辱，带来巨大的心理负担。医生表示非常无奈，列举临床案例，告知家长。最终和家长协商，进行 B 超检查，排除诊断。家长理解医生的做法，医生同时告知家长，如果孩子真的怀孕了，希望家长能够和孩子好好交流，不要一味指责，这对孩子的身心影响非常大，如果没有最好。家长表示感谢医生的细心考虑。

案例分析：妇科多涉及患者的隐私，因而患者有可能会隐瞒病情。医生应依据细微的观察来判断患者讲述内容的真伪。同时注意保护患者的隐私。本案例中，医生和患者家长进行了细致沟通，选择了双方都可以接受的检查方案，既满足了鉴别诊断的检查需要，也排除了患者检查的心理压力。在遇到类似的情形时，医务人员应和患者讲清楚有哪些严重的危害，弄清病因对有效治疗的重要意义等。给患者一个思索、权衡利弊的时间，取得患者的配合。

考查知识点：敏感问题沟通技巧。

【案例 2】

患者，女性，26 岁。医生问诊："你是从事什么工作的？"患者回答："全职在家带孩子，孩子刚一岁。"医生继续问："有没有和其他异性交往。"患者有些不悦："怎么可能，带孩子都快累死了。"医生随口一说："那你爱人呢？"听完这句话，患者一愣。后来患者家属来到医院，指责医生的话让患者变得多疑，影响了夫妻之间的关系。

案例分析：本案例中，医务人员的提问多为封闭式提问，在收集资料阶段，应多用开放式提问。医生的封闭式问题带入了自己的主观猜测成分，导致患者夫妻之间出现怀疑和猜测，出现矛盾。不仅没有做到敏感问题的谨慎处理，反而增大了敏感问题的影响。此外，医生没有注意观察患者的情绪反应，当医生问到"有没有和其他异性交往的时候"，患者已经有情绪表现，性格特性有些敏感，在意他人的评价。此时脱口而出内心的猜测，为患者增加了额外的负担。尽管医生也有考虑，是想找到病因，但表达方式缺乏艺术性，忽略了患者的心理感受和对家庭产生影响的社会因素。

考查知识点：敏感问题沟通技巧，语言沟通技巧。

【案例3】

患者，女性，55岁，妇科门诊就诊，医生诊断为"老年性阴道炎"。患者看到病例上的诊断，觉得这个诊断非常影响自己的心情，要求医生换一个诊断。医生觉得非常无奈，这是规范的书写名称，觉得患者无理取闹。医患双方虽然没有引发纠纷，但是都带着委屈、不满的情绪，导致沟通出现障碍，双方都坚持自己的想法，护士过来调解，最终经过协调，诊断写为"萎缩性阴道炎"，双方达成和解。

案例分析：本案例中，患者对自己的年龄问题较为敏感，也从一定程度上反映出女性患者对衰老、外貌、年龄等问题的在意。"让医生修改诊断"这一意见从表面上看，感觉患者在无理取闹，尤其是在书写符合规范的情况下。但从深层来看，这个意见本身折射出来的是患者的心理需求，与患者的人格特征有很大的关联性。此时，尊重患者的表达，倾听患者的需求尤为重要。当然，医生不能因为患者在意、敏感等原因而任意更改诊断名称等专业意见。但应从生物-心理-社会医学模式的视角，倾听患者的诉求，考虑医疗过程带给患者的体验。

考查知识点：妇科患者心理特点。

▼ 第四节　产科疾病及患者特征

❀ 导学案例

患者想剖就给剖？

患者，女性，35岁，因"停经38周，阴道流液1小时"入院，诊断为：胎膜早破，待产，孕38周，孕1次，产0次。患者入院后，本人和家属坚持认为患者属于高龄产妇，顺产风险大，必须剖宫产。患者的主治医生告知患者目前无剖宫产手术指征，需阴道试产，故继续观察产程进展，但在产程中因胎心监护提示胎心减速，考虑存在胎儿宫内缺氧可能，急诊行剖宫产手术终止妊娠。患者及家属认为这是医院的过失，让患者受了二次罪，孩子还有危险，一开始同意剖宫产手术就没有后续的问题了。

❀ 案例思考

1.如果你是患方，医生怎样的说法能够让你接受暂不考虑剖宫产而接受阴道试产？

2.如果你是主治医生，该如何与患方沟通（分别在阴道试产前、急诊手术前及急诊手术后三个时间节点思考）？

❀ 课前思考

1.产科患者有何特别的心理表现？

2.你是否有过产科的实习经历，你总结的产科医患沟通技巧有哪些？

3.你认为产科有哪些特殊情况？面对产科的特殊情况该如何沟通？

4.如何理解"有时，去治愈；常常，去帮助；总是，去安慰"在产科中的应用？

产科是临床医学四大主要学科之一，主要研究女性生殖器官疾病的病因、病理、诊断及防治，妊娠、分娩的生理和病理变化，高危妊娠及难产的预防和诊治，女性生殖内分泌，计划生育及妇女保健等。产科与内科、外科、妇科、儿科密切相关，是一门需要综合临床、基础知识的学科。同时，产科是一门与生物、心理、社会因素密切关的学科。

一、产科疾病特征

（一）风险高、后果严重

分娩是女性生育阶段的一个生理过程，十月怀胎、瓜熟蒂落。长期以来人们对这一自然过程的普遍认知，导致人们对产科的风险意识不足。但在这个过程中可能出现许多病理变化，例如妊娠糖尿病、妊娠高血压、宫内感染等。这些病理变化如果没有得到重视或及时治疗，导致胎儿出现生长发育迟缓、停滞，甚至胎死宫内的现象。产妇也可能发展为终身性的糖尿病、高血压等疾病，最严重的情况是"一尸两命"，医务人员必须保持谨慎的工作态度和高度的责任心。

（二）病情变化快

产科疾病往往病情变化快，尤其是分娩过程中出现的一些并发症，如脐带脱垂、子宫破裂、羊水栓塞、产后大出血等。病情进展非常迅速，对产妇及胎儿均可能产生严重危害。一旦发生，家属往往没有心理准备，容易造成医患纠纷。医务人员应具备很强的应急能力和应变能力，遇到紧急情况能够沉着冷静，立即做出正确判断，及时处理，避免不良后果的发生。

（三）疾病诊断困难

随着现代医学的发展，产科的医疗技术也有了很大的进展，但仍有很多疾病原因不明。例如，习惯性流产夫妻双方都找不到原因；产前诊断基因存在问题需要终止妊娠，但夫妻双方基因检测正常等。也仍然有一些疾病产前诊断存在困难。例如，先天性心脏病，有一些可以在产前诊断，但部分病变产前诊断困难；唇腭裂，由于产检时胎儿的体位不同，有的可以及时发现，有的不能及时发现。

二、产科患者特征

（一）优生优育愿望强烈

生育不仅仅是产妇一个人的事情，是夫妻双方、甚至整个家族的事。我国的生育政策经历了独生子女到二胎、三胎的逐步放开，但人们对优生优育的愿望并没有因此而改变。尤其是竞争日益激烈的时代，生育一个聪明、健康的宝宝是每个家庭的期待。高期待意味着对于在妊娠和分娩过程中发生的意外情况，如脑瘫、生长发育迟滞等病残儿的接受度低。一旦发生，对产妇及家庭成员都是巨大的打击，难以承受结果。

（二）忽视产检

产妇对妊娠期保健认识不足，不按时进行产前检查。尤其是有过生育经验的产妇，往往觉得自己第一胎生育很正常，全程产检也没有发现什么特别，更加容易忽略产检的重要性，导致一些情况发现不及时、延误了治疗的最佳时机。也有的产妇觉得服药对胎儿生长发育不利，不做任何药物治疗，导致病情发展严重等情况时有发生。

（三）对分娩的期待和焦虑

初产妇、高龄产妇、有过生育失败经历的产妇容易产生过度焦虑的情绪，具体表现在产检的过程中，有很多疑问，期望得到医务人员的确认等。妊娠早期担心是否会发生先兆流产、是否能够正常发育等；妊娠中期担心孩子是否有畸形、遗传疾病等；妊娠晚期担心能否顺利生产等。总之，每次产检都会胆战心惊。例如，有习惯性流产的产妇，在每一次产检前心跳都会加速，生怕检查结果不好，再次妊娠失败。

（四）盲目选择剖宫产

一些产妇及家属因为对分娩时的疼痛恐惧，以及对剖宫产可能出现的并发症等不良影响缺乏了解，在分娩方式的选择上过度追求剖宫产。经常有产妇或家属在无任何手术指征的情况下强烈要求剖宫产。医患双方很难达成一致意见，造成沟通困难。

▼ 第五节　产科医患沟通技巧

一、产科医患沟通要点

如前所述，产科是一个特殊的科室，医务人员需具备丰富的产科专业知识、较高的诊疗技术水平、严谨的工作作风和良好的服务态度。针对产科疾病及患者的身心特征，产科医患沟通应注意以下几个要点。

（一）帮助孕产妇进行科学的分娩方式选择

大多数孕产妇及家属对选择顺产还是剖宫产犹豫不决，一是因为惧怕分娩时的痛苦，二是对于住院后医生告知分娩过程中可能发生的一系列风险不能正确认识。针对此情况，应加强围生期保健，开办孕产妇培训班，让孕产妇及其家属从医学的角度正确认识自然分娩与剖宫产的利弊，帮助孕产妇根据自身情况正确选择分娩方式。

（二）帮助孕产妇树立自然分娩的信心

在沟通过程中不但要使孕产妇及其家属知晓分娩风险及痛苦，也要帮助孕产妇树立自然分娩的信心，引导家属给予孕产妇更多鼓励和支持。同时，通过沟通来缓解孕产妇及其家属的紧张情绪，让他们有安全感。例如，教给孕产妇一些呼吸、放松的方法，在生产过程中，给予鼓励和助产指导。这样，一旦出现异常情况，家属才能尽快做出正确的决定，为母婴安全争取时间。

（三）妊娠中的异常情况要及时沟通

产科医务人员应尽力减轻分娩痛苦，降低风险并及时、准确地处理随时发生的异常情况，尽全力保证母婴安全。例如，妊娠合并症确诊后需要提前终止妊娠，应尽早与孕产妇及家属沟通，重点告知继续妊娠对母亲及胎儿带来的风险、当前医学能解决的问题、终止妊娠后早产儿的预后等。此时，很多孕产妇及家属往往会犹豫不决。担心孩子早产后的健康问题、孩子出生后是否尽力急救，后续孩子会不会发育不良、智力低下等。医务人员应尽力帮助孕产妇及其家属做出利大于弊的正确选择。同时多安慰和支持孕产妇及家属，引导家属给予孕产妇更多的鼓励和支持。建立良好的医患关系，避免出现意外结局时家属因不能接受而发生纠纷。

（四）多使用安慰性语言

产科医护人员在和孕产妇沟通时应考虑其焦虑紧张的情绪，尤其是发生一些异常情况下，孕产妇往往处于无助、焦虑状态中。在沟通时要用积极热情的态度安慰孕产妇，让其情绪稳定；获取准确的相关信息，在获取信息时可多使用开放式提问、倾听等技巧。尤其在进入产房后，孕产妇没有家人陪伴的情况下，独自面对生产过程，更需要医务人员的安慰、鼓励。

（五）多使用积极的暗示性语言

孕产妇通常比较感性，加之妊娠带来的不适体验，如妊娠反应、行动不便等，情绪很容易受到影响。例如，有的孕妇妊娠反应非常剧烈，一直到生产之前都有孕吐反应，很难保持愉悦轻松的心情。此时，医务人员应多用积极的暗示性语言，例如，孩子各项指标都很健康、比原来反应轻一些了、再过几天就轻松了等。通过语言的积极暗示，鼓励孕产妇树立顺利生产的信心。

（六）突发意外情况保持时时沟通

母婴平安是医患双方都期待的妊娠结局。但有些情况下产科疾病进展迅速，当出现意外、突发情况时，医务人员应将救治放在首位，同时保持实时与家属沟通病情，让家属了解可能出现的情况，积极配合治疗。同时对可能出现的意外结局进行告知，让家属有一定的心理准备。具体技巧在急诊医患沟通及告知坏消息沟通技巧部分进行详细描述。

二、产科不同诊疗阶段的沟通要点

（一）诊断中的医学信息沟通

1.计划内与计划外妊娠沟通

对于计划妊娠的孕妇，应重点沟通孕期保健及注意事项，进行一些基本常识的健康教育宣传，帮助孕妇科学看待孕期保健，重视定期产检。而对于非计划妊娠，应告知终止妊娠对患者身心健康产生的影响，详细告知不同终止妊娠方式的利弊，并请夫妻双方共同决策。

2.诊断胎儿畸形、妊娠并发症的沟通

如前所述，产科患者及家属优生优育愿望强烈，当出现胎儿畸形、妊娠并发症等情

况时，对于患者及家庭来说无疑是坏消息。此时应如实告知患者及家属病情严重程度，以便于选择最优化的治疗决策。致命性的胎儿畸形，如脊柱裂、无脑儿等，必须终止妊娠。对于部分可以补救的畸形，例如唇腭裂，应详细告知患者及家属治疗方案。

3. 妊娠期检查的沟通

妊娠期孕产妇非常在意 B 超、羊水穿刺、磁共振等检查对胎儿身体健康的影响。医生在检查前应告知孕产妇检查的安全性和必要性，告知检查时间安排、费用以及检查的注意事项等，消除患者的疑虑，同时也要注意不要过度检查。

（二）治疗中的沟通要点

大部分孕产妇在妊娠期间不愿意选择任何治疗，以免治疗的不良反应会影响胎儿发育。但有些治疗在妊娠期是必须的，例如，保胎治疗。此时，医务人员应在用药前详细告知用药的注意事项，有可能产生的不良反应。但也要结合临床实践中的经验安慰患者，帮助患者树立信心。也要对一些治疗后再次妊娠的风险进行告知，例如，引产对再次妊娠的影响。还有一些治疗情况较为紧急，例如羊水栓塞、胎盘早剥、产程异常紧急剖宫产等。此时医务人员要立即投入紧急抢救中，同时将病情危重情况对家属进行说明，急救过程中与家属保持时时沟通，确保家属对急救过程的了解。病情稳定后，也要进行预后情况以及预后影响的告知。

（三）产后沟通要点

胎儿娩出后，注意力大部分转移到了新生儿身上，产妇难免会有心理落差。此时应多关注产妇的情绪及心理变化，指导家人关注产妇的情况。同时，给予产妇喂养、育儿知识，缓解产妇焦虑。对新生儿可能出现的情况进行预告。例如，生理性黄疸、病理性黄疸等。出院前告知产后检查及婴儿定期健康评估的重要性。

▼ 第六节　产科医患沟通案例解析

【案例 4】

产妇，37 岁，孕 39^{+2} 周，5 年前头胎剖宫产生下健康男婴，本次产妇要求自然分娩，因为身边有过成功案例。考虑到瘢痕子宫以及产妇年龄较大，医生不建议自然分娩，产妇坚持要求试一试，觉得自然分娩对胎儿好。经产科检查，符合自然分娩条件。医生告知："可以试一试，但是也要有思想准备，情况随时有变

视频 10-2　产科
医患沟通

化，还是要考虑剖宫产，安全第一。"产妇表示理解。3 天后产妇因出现见红、阵痛入院，胎心不稳定，伴随宫缩，胎心时有 100 次/min 以下。医生一边指导产妇呼吸，尝试更换体位，一边进行风险告知。考虑到胎儿出现缺氧的风险，双方达成

一致，进行剖宫产。虽然未能如愿顺产，产妇对医护人员非常感激，感觉为自己着想，已经尽力而为，只是现实条件风险太大。

案例分析：本案例中，医务人员在沟通时尊重了产妇的想法，了解产妇分娩方式选择的来龙去脉，并没有直接否定或者拒绝产妇的想法。以我们一起去努力的角度和产妇沟通，构建了医患之间的合作同盟关系。当出现意外情况时，医务人员果断冷静，对可能发生的情况进行预判，及时与产妇沟通风险，双方达成一致意见。最终虽未能如愿，但得到了产妇的认可，与医务人员对产妇的尊重密切相关，构建了良好的合作关系。

考查知识点：产科异常情况沟通。

【案例 5】

孕妇，孕 28^{+2} 周，常规产检。见医生检查单中有"B 超检查"，于是询问医生："为什么要做 B 超检查？"医生回答："看一下孩子的发育情况。"孕妇非常困惑地问："我上个月刚刚做了畸形排查，做了十几分钟呢。"医生一边按呼叫下一个患者的号一边回答："那不过去一个月了么？"患者更加不解："B 超要一个月做一次么？以前没有呀。"这时下一个产检的孕妇已经进来了，医生非常不耐烦地说："不愿意做就算了，不要交钱就行了。"然后开始给下一个孕妇做产检。孕妇对医生态度非常生气，进行了投诉。

案例分析：本案例患者的投诉是可以避免发生的，医生的语言和非语言沟通方式均不合适。医生对于为何做 B 超检查的原因没有清楚告知，容易带给患者比较随意、过度检查的感觉。在患者询问及带有疑虑的情况下，回答并不是针对患者的疑问进行解释，且语气较为生硬，态度较为不耐烦。

考查知识点：孕期诊断信息沟通。

❀ **课后思考**

1. 妇科的患者特点是什么？
2. 妇科的医患沟通注意事项是？
3. 如何注意保护患者的隐私？
4. 产科的医患沟通注意事项是？

章节测试 10

第十一章

儿科医患沟通

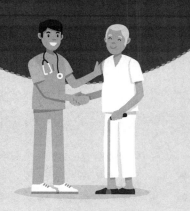

　　患儿，女，5岁，家庭经济拮据，4岁时不幸患了白血病，经过几个疗程的化疗后疾病缓解稳定了1年。但最近一次检查提示白血病复发，本次入院将再次进行化疗。上次住院治疗花光了家里的全部积蓄，也有了外债。这次复发，不知道能不能治好，也不知道以后是否会再次复发，父母心情非常沉重。患儿经历上次治疗后，不想再住院，住院后又要打针、吃药、抽血，而且化疗不良反应很难受。

　　接诊医生为患儿制定了详尽的化疗方案，把患儿父母单独请到办公室谈话，明确告知患儿白血病复发，并详细介绍接下来的治疗方案、可能出现的并发症以及预后等情况。面对满脸愁容的患儿父母，医生鼓励道："孩子的年龄较小，治愈的机会较大，虽然这次复发了，但也有治好的希望。根据目前的医疗水平，尽管全面治愈复发性白血病的难度较大，但在临床实践中也有不少白血病复发患儿成功战胜病魔的例子。他们有着顽强的毅力，与医护人员积极配合，最终将病魔降服，家长要坚定信心。她现在参加了大病医疗保险，看病的费用大部分都可以报销，这样经济压力会减轻许多。"化疗开始后，病房的医生、护士每天都到床前，用亲切的话语和孩子说话，鼓励孩子。每天安排经验丰富的医生查房，由操作熟练的护士打静脉针，做治疗和护理。患儿很快就融入了病房环境，有时还主动要求先给她打针做治疗，父母也增强了信心。

　　面对白血病复发预后不乐观的患儿，你觉得案例中的医生做得怎么样？还有哪些需要医务人员做的？

　　1.你是否有过儿科实践经历，你总结的儿科医患沟通技巧有哪些？

　　2.儿科疾病具有特殊性，患儿对疾病的表达差，耐受力低，患病后情绪变化比较大，检查治疗不配合等。在同患儿沟通中，你觉得难点有什么？

　　3.儿科医患沟通还包括与患儿家长的沟通，患儿家长具有心理紧张焦虑，对患儿过分照顾和溺爱，怀疑或者不信任医护人员等特征。在同患儿家长沟通中，你觉得难点有什么？

　　儿科是全面研究小儿时期身心发育、保健以及疾病防治的综合医学科学。儿科学的任务是不断探索儿科医学理论，降低儿科疾病发病率、死亡率，增强儿童和青少年体质，提高儿童青少年保健和疾病防治水平。儿科的服务对象为儿童，接诊自出生至 18 岁以下的未成年人。由于儿童表达疾病的能力差，所以儿科又被称为"哑科"。临床上儿科医患沟通的主要对象是患儿家长，甚至是患儿整个家族。

▼ 第一节　儿科疾病及患者特征

一、儿科疾病特征

婴幼儿、儿童并不是成人的缩小版，成人已经发育结束，他们还处于发育的过程中，生理功能和成年人非常不同。因此，儿科疾病的特点和疾病类型差异很大，即使孩子和成年人患同一个名称的疾病，症状和发展过程也完全不同。

1. 起病急，临床表现不典型

儿科患者由于免疫功能不完善，病情发展很快。有时候刚刚发现孩子有些异常，情况已经变得很严重了。原发感染灶不易被发现，感染很容易扩散甚至发展成为败血症。儿童患急性传染病时，常起病急、来势凶，并常伴有呼吸、循环衰竭，水、电解质紊乱或中毒性脑病。新生儿及体弱儿对疾病的反应差，严重感染时往往临床表现不典型，仅表现为反应低下、不哭不闹、表情淡漠等，无典型的症状和体征，易造成漏诊和误诊。

2. 病情易反复，结局变化多端

婴幼儿及儿童容易生病，病后变化较多、较快，但生命力旺盛，组织的修复能力强，病因多比较单纯。在患病之后，若能得到及时、恰当的治疗和护理，其病情好转起来比成人快，容易恢复健康。有些时候比较危重的疾病，如肺炎并发心力衰竭、脑炎昏迷等，只要积极进行各种综合措施的抢救，预后往往良好，后遗症也比成人要少。也有某些情况特别是新生儿、体弱儿，虽然起病时较轻，但由于病原体毒力较强、自身抵抗力较弱等原因，病情骤然加重，甚至突然死亡。

3. 症状容易在全身出现

婴幼儿及儿童的身体发育未成熟，脏腑功能不稳定，生病以后容易出现全身症状，牵一发而动全身。例如，儿童感冒不仅仅局限于鼻、喉、气管等上呼吸道感染，还会引起腹泻等消化道症状，甚至会引起脱水等全身症状。

4. 与成人疾病种类有很大不同

儿童一般以急性感染性疾病、先天性或遗传代谢性疾病为多见；这些病在成人则少见。例如，心血管系统疾病中，儿童以先天性心脏病为多见，成人则以冠心病多见；肿瘤中儿童多见急性白血病、神经母细胞等，而成人则以肺癌、肝癌、食管癌等多见。

5.免疫系统功能未完善，防御疾病能力差

婴幼儿及儿童皮肤、黏膜、淋巴系统、体液免疫以及细胞因子等免疫功能随年龄增长而完善，各器官发育未成熟，体液免疫和细胞免疫功能均较差，白细胞吞噬能力较低，其他体液因子活性较低，因而抵抗力及防御疾病能力差，容易发病。

二、患儿身心特点

1.自我表达能力差

儿科之所以被称为"哑科"，是因为婴幼儿期患儿尤其是婴儿期患儿还不能通过语言来表达自己，当然也不能通过语言来表达不适。即便已经能够对话的儿童，也很难完整、准确地自我表达病情，常常需要家长代述。家长只能表述可以观察到的病情，例如测量体温、饮食、大小便等情况。涉及具体的症状细节，往往不能表述清楚。例如，孩子只会说腹痛，但是对于疼痛的描述是刺痛、钝痛，还是跳痛，无法描述清楚。

2.情绪变化快，情感控制能力低

孩子的情绪来得快，去得也快，正性和负性情绪转换迅速。尤其是3岁以下的孩子，缺乏理解能力及对因果关系的判断能力，缺乏对情感控制的能力。害怕打针、吃药，害怕与穿白大衣的医务人员接触。尤其是有过看病、吃药、打针体验的患儿，在复诊时情绪变化表现更为突出。学龄期儿童患病后常常会担心学业成绩，表现出抑郁、沉默、孤独等问题。治疗周期较长的孩子，和同伴之间的关系受到影响，易出现不愿意与人接触、不愿交流等心理行为表现。

3.耐受力低，反应性强

孩子由于处于生长发育期，神经发育不完全，对外界刺激的反应较强，容易泛化。例如，打过一次针以后，看到穿白大衣的医务人员马上烦躁不安，稍有不适就大哭大闹，或者哭闹不止、烦躁不安，难以配合体格检查及问诊过程。

4.患病后易退行，依赖性增加

孩子生病后心理变化大，常常表现出恐惧、愤怒、不安等情绪。家长对于孩子生病以后也会比日常更加照顾和迁就。例如，孩子生病了，提出一些平时不能满足的要求通常可以满足。平时不能看手机、电视，在生病的情况下可以；提供更多孩子爱吃的食物等。家长的细心呵护和照顾，孩子也会表现出退行状态，对家长更加依赖，甚至平时自己可以独立完成的事情，例如穿衣、吃饭等，在生病期间也由家长帮助完成。

5.不易合作

婴幼儿注意力时长较短，容易转移，易被外界事物所吸引，加上耐受性低，配合度较低。例如，龋齿治疗时，很难保持长时间张口，在进行治疗过程中经常随意改变姿势，影响治疗。有的孩子生性好动，体格检查时很难长时间保持一个体位，

医务人员询问病史时很难控制谈话内容。

三、家长身心特点

1. 焦虑和紧张

中国的家庭观念中，孩子是整个家庭的中心。孩子生病，家长对治疗效果等一系列问题不知所措，担心治疗无效，产生焦虑情绪。家长缺乏相关医疗知识，对于一些诊断性、治疗性的检查、药物治疗的不良反应等问题过于担心，焦虑情绪加重。

2. 信任缺失

家长往往用成年人的经验来理解孩子的病情和发展，而儿童和成人的疾病有较大差异。医疗信息的不对称，导致家长容易对医务人员的诊治产生不信任和怀疑。对孩子的病情过于焦虑，演变为对医务人员的言语、着装、态度等较为挑剔，甚至可能按照自己的理解来指导医务人员工作。此时，医务人员能够理解家长的身心特点，换位思考尤为重要。

3. 自责和溺爱心理

孩子生病以后，家长普遍认为孩子生病是自己照顾不周造成的，非常自责，或者迁怒于某个家庭成员。于是对孩子生病期间的不合理要求尽量满足，一味迁就孩子的不合理要求和行为，甚至影响常规的医疗工作。例如，孩子需要禁食固体食物，但是家长看到孩子觉得可怜，偷偷给孩子吃固体食物，从而影响治疗效果。孩子在病房和走廊大声吵闹，影响病房安静的秩序，医务人员要求家长管理时引发不悦情绪等。

4. 迁怒心理

过于爱护孩子，对医护人员期望值过高，希望医护人员解决患儿的所有问题。甚至夸大孩子病情，以期医生的重视。一旦病情恶化，便加以责难，甚至出现打骂医护人员的现象，造成不必要的医疗纠纷。不但不利于疾病的诊治，对孩子的教育也会产生负面影响。

▼ 第二节　儿科医患沟通技巧

儿科是医患纠纷的高发部门，患儿年龄小、不配合、疾病发展迅速、症状不典型、家长焦虑紧张等因素，都不利于医患之间建立和谐的同盟关系。因此，有效的沟通技巧对于儿科医生来说非常重要。

一、与患儿沟通要点

1. 要有强烈的责任感

儿科疾病具有复杂性、不典型性和凶险性。患儿尚处于生长发育中，免疫屏障没有完全形成，疾病变化非常迅速，医生必须具有强烈的责任感和保护意识。没有这一前提保障，再高超的沟通技巧也于事无补。

2. 要有丰富的知识和技能

不同年龄阶段患儿的身心发展差异很大。医生应熟悉儿童成长发育过程中的变化及身心需要，掌握各年龄组儿童对疾病的心理及情绪的不同反应，注意身心两方面客观征象及主观症状；具备健康教育的知识及能力，从而取得最佳的医患沟通效果。

3. 重视与家长沟通

虽然生病的是孩子，但家长在医患关系中起着举足轻重的作用。例如，家长对病情变化的细致观察，家长对执行医嘱的配合程度，都对疾病的治疗产生较大影响。医务人员应重视与家长的沟通，取得家长的信任和配合，有效执行医嘱。

二、与患儿沟通技巧

1. 以儿童喜欢的方式进行沟通

在日常生活中，与儿童交流的方式和成人存在很大的差异。例如，说话用一些叠词，语气更温柔，态度更和善等。当孩子生病时，变得更加脆弱敏感，更需要医生用儿童喜欢的方式进行沟通。例如，运用小游戏、儿歌、寓言、童话故事、动画片与患儿交流和沟通。用成人交流的方式和孩子讲道理，往往行不通。在与患儿交谈时，可以蹲下来，使孩子的视线与医务人员平齐。亲热地称呼孩子的名字或乳名，让孩子产生亲切感。

2. 根据不同年龄阶段身心发展的特点，采取不同的方式进行沟通

儿童在不同的年龄段心理发育特点不同，生病时的反应也不一样。医务人员要依据各年龄段的特点，采取不同的方式进行有效沟通，建立良好的医患关系。例如，新生儿期，医务人员进行体格检查时应动作轻柔，并用语言和抚触等给予患儿呵护，必要时请家长配合安抚孩子。婴儿期，孩子已经开始"认生"了，医院环境和家里环境差别很大，孩子常常表现出恐惧和焦虑。医务人员可以用孩子熟悉的玩具慢慢和孩子建立关系，或者用一些简单的小游戏来和孩子互动。学龄前儿童对家庭的依恋性很强，可以让孩子携带自己喜欢的玩具或者物品，从而尽快适应环境。学龄期的孩子情绪波动较大，容易出现对抗、任性和攻击行为，易与家长和医护人员发生摩擦。医务人员应注意沟通的方式方法，多采用鼓励和赞赏的语言，促进孩子配合治疗。

3. 解读患儿的非语言信息

患儿的表达能力相对较弱，他们通过面部表情、声音、肢体动作与他人建立联系，因此，非语言沟通是儿科重要的沟通方式，儿科医生应学会"察言观色"。正

确解读患者的非语言信息，是儿科医患沟通的重要实现路径。婴儿不会用语言来表达，但是会用哭、笑等本能行为表达自己的身体变化和心理需求。例如，啼哭是新生儿表达自己需要的重要手段，不同的哭声表示不同的内容：有健康的哭声，响亮、圆润；有表达饥饿、排尿等身体不适的哭声，除非满足需求、解除不适，哭声才会停止；当疾病严重时，哭声往往变得低弱。幼儿及儿童患病后，在语言上往往不能准确表达，可以通过孩子的"精气神"来判断病情。儿童患病后，大都会由活泼好动转变为无精打采，对父母的依赖性加强。医务人员应从患儿的面部表情、动作、态度中进行细致地临床观察，及时发现病情变化，发现病症所在。

4. 安抚患儿情绪

生病期间，孩子的情绪会受到很大的影响。例如，身体活动和饮食都会受到限制；疾病带来的身体不适和疼痛；打针、吃药等各种治疗方法会给患儿带来不愉快的回忆，产生对疾病的恐惧感。因此，医务人员要注重诊疗过程中孩子情绪的安抚，避免孩子对治疗产生恐惧心理，而导致拒绝治疗的行为。

（1）倾听患儿的情绪 孩子通常不会克制情绪，有情绪会通过哭闹、发脾气等形式表达出来，在身体不适的情况下变得更加脆弱敏感。当患儿发脾气，对什么都不满意时，应允许孩子发泄不良情绪。先耐心等待孩子的情绪发泄完后，了解孩子出现情绪的原因。例如，患儿拒绝静脉输液，哭闹不止。有可能是在前一次输液过程中，由于活动过度导致水肿和疼痛；也有可能是长期住院治疗，心情烦躁，想要出院；也有可能是因为和家长发生不愉快的事情，故意不配合治疗。只有倾听患儿的情绪，才能知道真正的情绪来源，有针对性地进行疏导。年长的儿童认识力增强，开始关注疾病后果和对自身成长的影响，会产生严重的不安情绪和心理冲击。医务人员要关注孩子的情绪变化，鼓励孩子树立战胜疾病的信心，消除对疾病的恐惧。

（2）如实预告接下来会发生的事情 患儿对诊疗的过程是陌生的，对接下来会发生什么一无所知，这种不知所措会引发孩子的焦虑不安。对于能够进行语言沟通的患儿，应提前告知将要发生的事情。医务人员在为患儿检查治疗前，应不厌其倾地告知患儿要为他们做什么检查治疗，为什么要做，可能会有哪些不舒服和疼痛，有针对性地消除他们的顾虑和恐惧，使患儿积极配合诊疗工作。例如，在打针之前告知孩子，会有一点点痛，类似蚊子叮了一下，但是一会儿就会好了。孩子对接下来的治疗有了一定的心理准备，会更容易接受，下一次沟通的时候也会更加信任医生。反之，如果告知孩子一点都不疼，孩子发现与事实不相符，再次沟通就变得困难了。

（3）注意肢体接触的安抚作用 孩子的语言沟通能力弱，医务人员可以通过肢体接触的方式给予孩子安慰。对于年龄小的患儿，可以采用抚触、按摩的方式来安抚。年龄大一点的患儿，可以抚摸头部、轻拍背部、让患儿感觉亲切、友好、增强患儿的信任感和安全感。

（4）鼓励患儿与小伙伴接触　对住院的患儿可以为其介绍小伙伴，组织一些集体活动，鼓励孩子们相互交流，相互鼓励，消除紧张恐惧心理，主动配合治疗。

5. 多用鼓励性语言

对儿童而言，鼓励的作用远大于惩罚。因此，在与患儿接触过程中，可以模仿幼儿园老师，用贴纸、小红花、小玩具作为奖励，当孩子出现遵医行为时及时给予奖励和强化。年纪大一些的孩子，可以采用语言鼓励的方式。例如，孩子打针非常配合，没有哭闹不止。医生及时鼓励："小朋友真勇敢，打针一点都不怕。"即使孩子哭哭闹闹完成了诊疗过程，也可以鼓励孩子："小朋友真棒，能坚持做完检查，特别坚强。"

三、与患儿家长沟通要点

视频 11-1　做个
医生萌萌哒

（一）选择合适的沟通对象

一个患儿通常有好几个家长，尤其是独生子女，孩子生病牵动了全家的心。爸爸、妈妈、爷爷、奶奶、外公、外婆可能全都会参与诊疗和照护过程中来。与家长的沟通决定了患儿的治疗决策选择，因此，沟通的对象非常重要。在和患儿家长沟通时，尽量选择对孩子情况比较熟悉，在家庭中有一定话语权的家长，家长人数也不宜过多，否则会带来决策混乱。当交代诊断、治疗和预后相关的重要信息时应和患儿法定监护人沟通。

（二）选择合适的沟通地点

儿童生病以后相对敏感，在孩子面前讨论病情，尤其病情较为复杂时，孩子会通过家长沉重的表情，唉声叹气的状态中捕捉信息，来推测自己的病情。孩子容易将家长的负性情绪归结于是自己的问题，增加患儿的心理负担。如果不可避免在患儿在的情况下，例如儿科门诊，要考虑儿童的接受能力，必要时请儿童回避进行病情沟通。

（三）明确沟通目的

沟通时一定要明确谈话目的，用词准确，避免使用含糊的话语。交代某些重要内容时可能需要第三者见证。以疾病事实为基础，本着实事求是的原则，真实、准确地进行表述。如果患儿病情严重，如白血病、恶性淋巴瘤等，虽然对家长会造成很大的思想负担，但是医生必须如实交代病情，实事求是地讲清疾病的严重性，解除家长的疑虑和侥幸心理，使其正视现实。一旦确诊，医生有必要同时会见患儿双亲。若医生过于"善心"，交代病情时只是和颜悦色、轻描淡写地说上几句，会使家长误认为病情很轻微，可能会引起不必要的纠纷。

四、与患儿家长沟通技巧

（一）恰当称呼家长

恰当的称呼是建立关系的第一步，患儿家长是因为孩子的病情和医生建立了医患关系。因而，通常儿科在和家长进行沟通时，多以家长和儿童的关系来进行称呼。用患儿的名称或者乳名＋关系作为称呼，例如，小明妈妈、兰兰爷爷等，对于较小的婴幼儿可以直接用统称宝宝妈妈、宝宝爸爸等。

（二）耐心解答疑问

儿童生病过程中，家长非常关心为什么孩子会得病，希望可以了解原因，预防疾病的再次发生。孩子处于生长发育期，家长特别在意治疗的不良反应，希望了解最佳的治疗方案，怎样能减少治疗的不良反应。例如，药物治疗担心刺激孩子的消化系统，影响孩子的智力发育；手术治疗担心孩子会留下瘢痕，影响孩子的运动功能等。表现在行为上通常是和医生进行反复确认，医生觉得已经讲明白的问题，家长还要反复求证，希望能够通过医生的确认，让自己更放心。因此，医务人员在和家长进行沟通时，要充分体谅家长的心情，耐心解释病情和治疗方案，以及治疗过程中可能出现的情况。如果模糊的回应"每个孩子的情况不一样，个体反应不同"；或者说"我也不知道会不会出现不良反应"，类似的回答通常家长会觉得医务人员很敷衍。医生应耐心地将自己对疾病的判断、将要采取的治疗措施、存在几种治疗选择、各种选择的利弊等信息向家长做通俗易懂的解释和说明，获得家长的信任。

（三）提高语言沟通技巧，避免专业术语

孩子生病以后家长的心情比较焦虑，医务人员要注意避免使用过多医学专业用词。医学的专业性很强，有很多专业词汇，不懂医学知识的家长不一定能理解，沟通时表达要简洁，用容易懂的语言解释病情，必要时可以用图片、模型、录像等资料形象说明。

（四）关注家长的心理变化

家长的情绪状态受孩子病情变化影响很大。在与家长沟通过程中，要留意家长的情绪变化。有些家长可能提出无理要求或者情绪过于激动，医务人员应注意控制好自己的情绪，避免与家长发生正面冲突。

（五）对家长有针对性地给予健康教育

孩子的身体健康和家长的养育方式有密切关系，例如家长给孩子长期食用高脂肪、高热量的食物。针对患儿的疾病，进行相关医学知识与健康知识教育，也是生物-心理-社会医学模式下，医务人员与家长沟通的重要内容。医务人员应详细解释病情，并引导家长正确地认识和对待疾病，理解与疾病相关生活方式、行为习惯等问题。同时，耐心倾听，鼓励患儿和家长倾诉病情，确保表述问题的准确性，提高沟通的效率。

（六）尊重家长对治疗方案的知情选择

完善各种知情告知同意书，严格执行谈话签字制度，充分尊重家长的知情权和选择权。医生应告知家长治疗方案和备选的替代方案，特别是有创检查或重大的治疗方案需经患儿家长知情同意。

（七）无陪护患儿家长及时反馈病情

在无陪护病房，医务人员会尽心尽力监测和护理患儿的情况，但家长由于不能陪在身边，十分担心孩子的状况。医务人员应选择恰当的时机给家长解释病情，使疾病和诊疗信息及时传递，以消除家长疑虑，努力建立互信和理解的关系。尽力提供家长探访重症监护室的机会，使患儿父母更多地了解治疗进展，消除紧张、焦虑甚至抑郁等负面情绪，使患儿和家属配合治疗，有利于患儿康复。

（八）与过度悲伤家长沟通

面对过度悲伤的家长，医护人员在告知家属患儿所面临危险的同时，注意对家长进行正面和积极的引导，鼓励他们倾诉，适时表达作为医务人员的理解，通过语言和非语言沟通方式，给予家长支持和共情。

视频 11-2　焦虑
的家长沟通

▼ 第三节　儿科医患沟通案例解析

【案例 1】

患儿，男，5 岁，独生子，突然出现高热就诊，医院进行抗病毒治疗。第 2 天突然出现呕吐、腹泻症状，精神萎靡不振，转入重症监护室。主管医生与家长谈话，告知孩子病情危重，现在在重症监护室，家长不能陪护。家长情绪瞬间崩溃，感觉越治越重，对治疗方案提出疑问。医生耐心倾听家长的质疑，安慰家长的情绪："孩子的病情变化迅速，在重症监护室，所有的指标可以做到 24 小时监测，任何变化医务人员都能第一时间收到，对孩子也是一个保障。"同时告知了家长对于孩子的治疗计划，虽然治疗方案等医疗内容家长听不懂，但是家长感觉医务人员对疾病的治疗考虑很全面，愿意配合医生的治疗。

案例分析：本案例中，患儿的病情发展十分迅速，出现全身症状，医务人员根据患儿的病情发展，及时采取了相应的治疗方案。在治疗过程中，与家长充分沟通，告知预备治疗方案，使家长树立信心。同时医务人员能够体谅家长的情绪，患儿为独生子女，当病情出现危机时，家长情绪一时失控，迁怒于医务人员。医务人员对家长的情绪进行了安抚，并没有因为家长的情绪失控而与家长争执，最终取得了家长的信任。在此过程中，医务人员的自身情绪控制非常重要，化解了医患之间的误解。

考查知识点：儿科疾病特点，危重患儿家长沟通。

【案例 2】

患儿，女，18 个月，高热，精神尚可。患儿母亲一直安抚患儿，但是患儿仍然哭闹不止。接诊医生详细询问了患儿母亲发病过程，观察到孩子的哭声响亮，吵着要回家。医生拿出来一个弹跳小人玩具，孩子立即被玩具吸引了。在医生演示玩具过程中，孩子过来想要试试。医生一边和孩子做游戏一边听诊和体格检查。需要进行验血检查，医生和孩子用亲切的语气和孩子说明："等一下在手指上会这样挤一挤，看看有没有虫虫让宝宝不舒服了。抽血回来，我就把这个小人送给你，好不好？"小朋友还不会讲话，似懂非懂地点点头。妈妈带孩子去验血回来，医生把小人送给了孩子。孩子在玩玩具的时候，医生和家长交代疾病的初步诊断和治疗方案。家长对医生的诊疗过程非常满意。

案例分析：本案例中，医生根据患儿的年龄采取了患儿容易接受的沟通方式，取得了良好的沟通效果。患儿不会用语言表达，采集病史主要和家长进行沟通。对儿童病情判断，通过游戏的方式，在互动中"察言观色"。最为困难的验血环节，采用奖励的方式鼓励孩子去配合。

考查知识点：不同年龄阶段患儿沟通。

【案例 3】

患儿，男，20 个月，在家玩耍过程中摔倒了，左侧胳膊疼痛，不能动，家长带来就诊。家长叙述孩子摔倒过程，表明孩子现在胳膊不能动，一动就疼得直哭，担心骨折了。医生听完家长叙述后说："拍个片吧，看看有没有骨折，两侧胳膊都拍一下吧，对比一下孩子的情况。"家长十分不解："为什么两侧都要拍呢？就左边疼，右边没事的。你看，右边怎么碰都不疼。"医生坚持说："拍一下吧，这么小的孩子，说也说不明白。"家长觉得非常不解，不同意拍片。医生："那没有办法了，不拍片我怎么知道孩子里边什么情况。"家长开始打电话咨询，离开诊室，换了一个医院再次就诊。接诊医生听完家长的叙述，拿出自己的车钥匙，在孩子的左上方抖动，钥匙声音非常响亮，加上带有哆啦 A 梦的玩偶铃铛，患儿看了以后马上伸出左手去够，但是伸到一半就开始哭了，不能再伸高了。家长在边上十分感慨："呀，这个手能动呀。"医生告知家长孩子肘关节脱位了，要把孩子这一侧衣服脱下来进行复位。家长小心翼翼脱好，医生把车钥匙交给妈妈，告诉妈妈你在他右手边逗他玩。医生给孩子进行了复位治疗。复位瞬间比较疼痛，孩子大哭一声，随后左手可以自由移动了。医生开始和患儿对话："小朋友，你真聪明，告诉我你的耳朵在哪里？用小手摸摸耳朵。"孩子用左手摸了摸左耳朵，医生握住孩子右手，继续问："对了，真聪明，再用小手摸一摸另一只耳朵。"孩子用左手摸了一下右耳朵。做完这个互动，医生对家长说："好了，可以回去了。"家长十分感谢医生，并称赞医生医术水平高。

案例分析：对比案例中两个医生的做法，不难发现，在孩子不会讲话的情况下，第一位医生完全通过仪器检查来进行病情诊断，明确表明如果没有拍片结果不能判断孩子是否骨折；第二位医生采用的是体格检查方式，通过观察孩子的活动以及孩子活动受限情况进行病情判断。现代科技的发达为疾病的诊断带来了便利，同时也让医务人员过度依赖仪器的作用，而忽略了体格检查的基本功。尤其在儿科，家长往往担心各种检查影响孩子的生长发育，例如拍片的辐射会不会影响生长发育。此外，肢体接触对于儿科患者来说，具有很好的安抚作用。无论从医疗技术还是从沟通角度，儿科医生都应更加注意体格检查的作用。

考查知识点：儿科体格检查

【案例 4】

患儿，7 岁，留守儿童，奶奶带来就诊。患儿从小体弱多病，因出现头痛症状就诊。等待 2 小时，接诊医生见面的第一句话："来干嘛的?"语气十分生硬。患儿奶奶简单描述了孩子头痛的症状。医生随口回应道："头痛? 这么小连头在哪都不知道怎么可能头痛?"听完这句患儿奶奶立刻不高兴地说："小孩子怎么不知道自己头在哪了，指着头喊痛我还会看错吗?"医生做了听诊检查后说了句："回去吧，没啥事。"患儿奶奶非常不满："这医生是什么态度，以后再也不会挂你的号了。"

案例分析：这是一个失败的医患沟通案例，医患双方无法建立同盟关系。本案例是初诊病例，医务人员对患儿及家属没有称呼，加上语气生硬，难以留下好的第一印象。当患儿家属描述症状时，医生不能做到尊重家长的表达。孩子头痛，医生给孩子听诊后得出结论，没有进行细致的病史采集来进行综合判断，责任心不够。建立和谐的医患关系需要用心做很多工作，但是一两句话足以破坏医患关系。医生作为医患关系的主导方，应时刻牢记在诊疗工作中构建信任的医患关系放在首位。

考查知识点：儿科家属沟通，医务人员自身的情绪管理。

课后思考

1. 如何解读儿童的肢体语言？
2. 与患儿的沟通要点有哪些？
3. 与患儿家长的沟通要点有哪些？
4. 儿科疾病的特点是什么？

章节测试 11

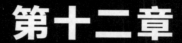

第十二章

其他情景下医患沟通

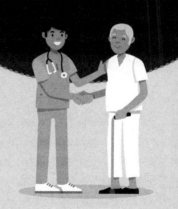

患儿，男，8岁，因发热、呼吸困难急诊入院。经检查诊断：急性喉炎，Ⅲ度吸气性呼吸困难。立即给予吸氧、镇静、抗生素和地塞米松静滴。随病情进展，患儿病情危重，符合气管切开绝对指征，病前没有异物吸入史。医务人员考虑到气管切开手术遗留颈部瘢痕，将给患儿心理造成阴影。进一步细致分析病情，及时与家属沟通，选择继续非手术治疗。加大药物用量，密切注视病情变化，准备好病情突变的急救措施。如没有缓解将行气管切开术，家属同意治疗方案。经医务人员精心看护，患儿转危为安，家属不尽感激。

❀ 案例思考 ....

1. 总结本案例中，医务人员有哪些做法让患者家属感激不尽？
2. 本案例带给你的启发是什么？

❀ 课前反思 ....

1. 在临床实践中，你认为哪些医患沟通的情景比较特殊？
2. 你认为最难的医患沟通情景是什么？

▼ 第一节　告知坏消息

❀ 课前思考 ....

1. 在临床情境中，哪些信息对患者来说是坏消息？
2. 坏消息告知的技巧有哪些？

在临床情境中，医患之间需要大量的沟通，最困难的是向患者或家属传递坏消息。医务人员不得不告诉患者患有严重的疾病。例如，癌症、艾滋病、胎儿染色体异常等。有些时候在医务人员看来不关乎生死，但对患者而言是比死亡还痛苦的消息。例如，一个优秀的运动员需要截肢治疗，一个歌唱家要做喉全切除术。还有一些消息对医生来说不是特别糟糕，但是患者认为很糟糕。例如，心功能异常不能做剧烈运动，糖尿病需要饮食控制等。坏消息本身会对患者身心健康产生不利影响，医务人员应尽量通过沟通来减小不利影响。

一、坏消息告知计划

坏消息告知是医患沟通中非常困难，同时也是非常重要的部分。在告知坏消息之前，医务人员应制定详细的告知计划，仔细思考以下几方面问题。

（一）要不要告诉患者本人？

每个患者的心理素质不同，在听到坏消息时的反应也完全不同。有的患者虽然震惊但还可以有理性思考，有的患者则完全不知道自己该怎么办。告诉患者病情是医生的职责，但是不是一定要完全将坏消息告知患者？医生可以根据患者的状态酌情考虑，与患者家属进行商讨，对患者进行适当的医疗保护。在医学、伦理、心理、患者和家属的关系等方面，医生有没有有力的理由支持告知或不告知坏消息？例如，如果患者本人明确表示想知道，很显然告知是合时宜的。患者本人明确表示想知道，但是个人承受能力非常弱，此时告知就变得不合时宜。

（二）什么时候告知患者？

大部分患者在患病开始时想完全了解病情信息，但是随着时间的推移和病情的发展，患者可能不想知道那么多了。此时，医务人员可以问患者一些开放性的问题，依据患者的需求灵活告知。例如，问患者想让谁知道病情；患者想知道哪些详细信息等。

（三）由谁来告知？

有时候坏消息的告知不一定完全由医务人员来进行，如果患者有感觉特别信任的、亲近的人，在进行病情告知时，更能理解患者的情绪，对患者也更具有安抚作用。

（四）在哪里告知？

现在很多医院都有医患沟通室，如果没有特殊设置的房间，也要考虑保护患者的隐私，在不被干扰、患者觉得舒适安全的地方进行告知。如果患者在得知病情后有情绪反应，也可以安心释放出来。

（五）告知的方式是怎样的？

坏消息毕竟是坏消息，内容本身就会引发患者或家属的情绪反应。医务人员应特别注意告知时说话的语气、态度、目光等，在告知的同时，也要注意患者本人的反应，给予患者处理情绪反应的时间和空间。

（六）告知的内容有什么？

在进行告知内容的准备时，我们首先要思考患者已经知道了什么，其次是患者还想知道什么，这样才能有针对性地进行有效告知。有时患者知道诊断之后，会想得比病情本身严重。医生最好随着诊断的说明，马上跟进治疗策略的告知。告知患者可以做什么，或者医生接下来用什么诊疗方式，让患者安心。

二、坏消息告知技巧

（一）个体化的告知

在进行坏消息告知时，要考虑患者的个体化差异。应依据患者不同的性别、年龄、职业、身份、性格特点、承受能力、疾病类型、病情转归等多种情况进行综合分析，选择全部告知、部分告知或不告知等。例如，肿瘤患者，对于心理承受能力强，愿意知道实情，应尽早如实告知病情，以利于患者配合治疗。而对于患者本人不愿意面对现实，家属又要求隐瞒的患者，应选择性告知，给予患者充分的心理准备过程。

（二）循序渐进

心理学研究表明，短暂、多次的弱刺激比快速、激烈的强刺激更容易接受，反应更积极，效果更好。医务人员可以采取分段告知的方式，委婉地向患者逐渐透露病情信息。例如，一个体检查出肿瘤的患者，医生告知："结果不太好，但是也不能确定是肿瘤，需要进一步检查。"等影像学检查结果出来后，医生告知："需要手术治疗，但是这个肿瘤的边界是光滑的，可能是良性的。"而术中病理发现是恶性的，医生告知患者："病理结果显示分期早期，预后也会好很多。"这个过程，医生的表达循序渐进，给患者缓冲的时间，非常具有艺术性。

视频 12-1　告知
坏消息

（三）在告知的同时给予患者希望

坏消息事关生死和生命质量，无论多么豁达、乐观的人，或多或少都会受到坏消息的影响。因此，在进行坏消息告知时，不仅仅是从专业的角度向患者讲述治疗措施和治疗方案，同时也要给予患者希望。例如，讲述成功的治疗案例，帮助患者缓解不良情绪。同时，也要关注家属的心理反应，避免不良情绪对治疗带来的负面影响。

▼ 第二节　医患冲突情景下医患沟通

近年来，随着医疗事业的发展和老百姓维权意识、自我保护意识的不断增强，医患冲突日益增多，医疗投诉、医患纠纷事件频发，甚至出现暴力伤医的恶性事件。医患冲突是医患双方都不愿意发生的事情。研究表明，有一半以上的医患冲突是由沟通不畅导致的。而在处理医患冲突的过程中，如果沟通不当，有可能会进一步激化双方的冲突。

一、医患纠纷情景下沟通

医患纠纷是指在医疗活动中，医患双方对医院的医疗服务行为及其后果和原因产生异议时所引发的纠纷。在实践中，医患纠纷通常有广义和狭义两种之分：狭义的医患纠纷特指医患双方对医疗后果及其原因的认定存在分歧，从而引发争议的事件。广义的医患纠纷是指患方对诊疗、护理过程不满意，认为在诊疗护理过程中患者的权益受到侵害，要求医疗机构、卫生行政部门或司法机关追究责任或赔偿损失的事件。

（一）医患纠纷特点

1. 处置专业性强

医学的专业属性很强，有相当部分医患纠纷产生的原因不是医方医疗行为过错。在处置医患纠纷过程中，需要有医学专业、法律专业、管理专业人员的参与，否则很难妥善处理医患纠纷。

2. 发生概率高

医学本身是一个实践学科，很多疾病本身的发病机制仍不明确，治疗手段也在不断地完善和发展过程中。一些新技术的风险性非常高，在实施过程中医疗风险很大。一旦出现医疗风险，医患纠纷较易发生。

3. 造成危害大

医患纠纷不只是对医方的声誉造成影响，经历过纠纷的医务人员或多或少都会留下难以消除的心理阴影，导致防御性医疗行为。患者的利益和诉求得不到满足时，很容易发生医患冲突，严重时可引发群体性事件，扰乱医疗秩序，给医院、社会带来恶劣的负面影响。

4. 身体健康损害的不可逆性

在医患纠纷中，无论责任归属为哪一方，患者的身体健康损伤大多具有不可逆性。例如，人死不能复生，身体功能功障碍甚至残疾，几乎无法恢复。由于身体健康受损的不可逆性，导致医患纠纷中造成的损害几乎无法恢复到原来的状态，只能通过其他途径予以一定程度的补偿，而不同的人对损害的价值衡量是不同的，这给医患纠纷的处理带来极大困难。

5.责任归属困难

医患纠纷涉及多种因素，对于责任程度及归属的确定存在难度。由于患者的个体差异，同一疾病的外在表现不尽相同，医护人员对疾病的诊疗，往往基于自身知识素养以及临床经验的总结，并且由于某些疾病病因不详，导致医疗服务质量管理存在一定的复杂性和难度。疾病诊疗过程的不确定性，决定了很难对医患纠纷产生的原因及医患纠纷的责任进行归属。

（二）医患纠纷患者及家属特点

1.情绪激动，攻击性增强

出现医患纠纷时，往往是医疗结局和患者的预期相差较大导致的。此时患者容易表现为愤怒、烦躁、焦虑等负性情绪。攻击性增强，指责医生不负责任、辱骂医务人员等言语性攻击，或摔东西、动手打人等攻击行为。医患纠纷情景下，患方的不良情绪不仅影响患方的言行，同时也会影响医生的情绪和问题处理。医生要学会识别患者的情绪，妥善管理自己的情绪，同时安抚患者的情绪，必要时还需要学会保护自己。

2.非理性思考，想法较为固执

在医患纠纷过程中，患者或家属处于高浓度的情绪状态，此时往往认知功能下降，非理性思维较多，出于情绪导致的冲动，想法也容易固执、走极端，坚持认为自己的思维是正确的，为化解冲突带来困难。

3.缺乏耐心

在冲突情景下，患者及家属容易失去耐心，急切希望得到处理或者答案。例如，出现患者突发意外医治无效时，家属急于想知道患者的真正死因。而疾病的复杂性和突发性导致医务人员暂时未能找到准确病因。此时患方的需求是医方无法满足的。

4.认知偏差

生老病死是人之常情，有些患者或家属也能在理智上理解这一自然规律。但从情感上接受不了耗费大量人力物力，到最后还是人财两空或者预后不良的结局，希望在医治无效的情况下对家属给予经济补偿获得心理安慰。这种认知偏差导致了一些不必要的医患纠纷事件发生。

（三）医患纠纷沟通要点

1.给予医患双方心理疏导

医患纠纷事件发生的往往伴随患者的健康、生命的不可逆性损伤，对患者或家属都会产生巨大的心理创伤。例如，患者术后发生严重并发症抢救无效，或者导致残疾等后果。在医患纠纷事件处理过程中，应加强对患者心理及情绪的疏导。

医患双方存在信息不对称性等多种因素决定了医方的主导作用。当发生医患纠纷时，患者通常被认为是弱势群体，而容易忽略医患纠纷对医务人员产生的负面影响。极端事件发生时，医务人员的内心同样痛苦。例如，产妇发生羊水栓塞死亡，医务人员需要面对自己的竭尽全力而无能挽救患者生命带来的负性情绪。此时，如果发生医患纠纷事件，雪上加霜，对医务人员带来的心理压力和创伤也是巨大的。

2. 沟通的内容聚焦医疗过程

在发生医患纠纷时，患方往往迫切希望知道为什么会发生这样的后果、医疗过程中的某些行为是否不妥当等。医患纠纷处理过程中的沟通也应围绕医疗过程、患方的疑问、对治疗结果的原因分析、医疗行为的定性、医疗过程中是否存在过错及过错与不良后果之间是否存在因果关系、医院方是否承担相应的责任等内容进行。

3. 积极采取补救措施，防止损害扩大

发生医患纠纷时，很多患者还处在医疗过程中，需要进一步治疗，医院有能力为其提供技术帮助或更加便捷的医疗服务，如组织多科室讨论会诊或抢救等，以利于疾病的治疗。这样不仅可以防止损害扩大，还可以让患者感到医院的重视和诚意，有利于化解医患矛盾。例如，患者术后创口一直渗血，发现有纱布残留在体内。医院应积极进行后续治疗，同时表明愿意承担相应责任。患者及家属感受到医院及时处置的态度和承担责任的诚意，有助于事情协商解决。

4. 引导患者方通过合法途径解决纠纷

某些医患纠纷的患方由于多种因素，提出医院无法满足的要求，甚至采取比较极端的扰乱医院秩序的方式，如围攻医院工作人员、毁坏办公用品等。此时，医院可以采取预防措施，如报警。同时，引导患方通过合法的方式解决。

5. 耐心听取患方意见

所有医疗纠纷中的患方都希望自己的事情被医院重视，提出的意见能受到认真的考虑。因此，在处理纠纷的过程中，应该耐心地听取患方的陈述，必要时做书面记录，让他们感到被尊重和重视，否则，很可能使矛盾激化。

医患纠纷处理需要加强多方面沟通，医患之间、医务人员之间、医院部门之间、医院与外界（媒体、司法部门、卫生行政部门等）之间的沟通。秉承正确的沟通原则，建立良好的沟通渠道，妥善处理医患纠纷。

二、患者投诉情景下沟通

相比医患纠纷，患者投诉的严重性、危害性小，但发生的概率高。如不能妥善处理，也有可能成为医患纠纷的隐患。因此，在日常医疗实践活动中，对待患者投诉，医务人员需要提升自己的应对技巧。有的医生选择消极对待，例如，直接告诉患者"你去投诉吧，去医院二楼"，或者"患者要投诉，我有什么办法"。长期下去，不但不利于解决医患矛盾，反而容易增加医务人员的职业倦怠风险。"化干戈为玉帛""不打不相识"，积极应对患者投诉不但有助于化解医患矛盾，也有助于改善医务人员工作倦怠的现状。

1. 先处理情绪、再处理事情

患者投诉时，往往情绪激动或有过激行为，医务人员应沉着冷静、先安抚情绪。当患者情绪较为高涨的情况下，解释是听不进去的。可以先请患者坐下来，倾听患者的诉求，了解情绪产生的原因。在患者或家属情绪比较平稳时，再进行解释说明。

2. 耐心倾听、尊重患者诉求

要体谅患者的情绪，换位思考，耐心倾听患者的意见，以取得患者的信任。让患者充分倾诉自己的意见和要求，表示理解、尊重。多使用安慰性的语言，稳定患者的情绪。医务人员尽可能满足患者的合理需求，但不代表一定要按照患者的要求去做，事实上也做不到满足患者的所有需求。很多时候，患者投诉可以通俗地理解为"咽不下这口气"。充分的表达对患者来说也是一种宣泄的方式，有助于情绪的缓解。

视频 12-2 医患冲突情景下医患沟通

3. 谨慎解释，科学引导

"隔行如隔山"，由于患者对医学知识、医疗风险缺乏认识，加上病情导致的焦虑不安，当诊治未达到预期目的时，往往会误以为是医务人员的责任心不够、只是为了赚钱等。医务人员应用简单、通俗易懂的语言进行解释说明，对患方不理智的行为要耐心加以制止。

第三节 医生的透明度

医生对于绝大部分患者而言是陌生人，而且是一个掌握自己"生杀大权"的陌生人。因此，患者容易对医生产生理想化，感觉自己找到医生，问题就可以得到解决了，医生是"救世主"，是"保护神"。没有达成预期效果时，患者的理想破灭，转而容易导致对医生产生怨恨心理。因此，医务人员在和患者交流过程中，适当分享自己的想法、思索，甚至困惑，有助于患者从对医生的依赖转化为合作的关系。

一、建立相互理解的共同基础

医生表达自己的想法和思考后，患者会理解医生的诊疗方案背后的依据，明白医生面临的困境。患者不再是单方面猜测医生的诊疗方案。

二、患者更能表达自己的意见

当医生表达自己所面临的困境后，患者往往会出现陈述自己想法的倾向，或者提供有助于医生决策的进一步信息。医生分享自己的观点，也表达了自己对患者交流的内容重视，患者得到鼓励更愿意表达自己。

视频 12-3　医生
的透明度

▼ 第四节　跨文化医患沟通

随着社会的发展，人口的流动性越来越大，医务人员面对的患者来自不同的地域，甚至是不同的国家。文化差异体现在患者的语言、行为、价值观等。医护人员需要高度重视患者的文化背景，掌握与不同文化背景下患者及家属沟通的方法和技巧，从而探索个性化的医疗服务。

一、不同文化背景对沟通的影响

（一）不同文化背景下对医患沟通的影响

不同文化背景下人们对同样医疗现象理解完全不同。例如，在西方文化下，医生通常是和患者本人直接沟通病情、治疗等情况。而在东方文化下，更多的是和家属沟通相关内容。这主要是由于西方文化背景下人们更倾向于个人主义，而东方文化背景下更倾向于集体主义。如果不了解这些文化背景的差异，可能会导致沟通障碍。

（二）不同文化背景对情绪表达的影响

沟通双方的情绪表达方式对沟通效果有很大影响。面对同样的事件，不同的文化背景会展现出不同的情绪表达。例如，西方国家人们更加坦率地与其他人倾诉自己的情绪和想法，而在东方文化背景下，人们更注重群体内成员之间的和谐相处，不愿意表达出负面情绪来影响群体内其他成员。

（三）不同文化背景影响下的语言沟通风格差异

不同文化背景下的语言都有其独特的风格和方式，也会影响语言沟通的效果。例如，我国北方人性格比较直爽，表达方式比较直接；南方人性格比较细腻，表达方式比较委婉等。

（四）不同文化背景影响下的非语言沟通差异

在不同的文化背景下，非语言沟通的方式也并不相同。同样的非语言信息，可

173

能表达不同的意思。例如，同样是眼神交流，在拉丁美洲直接的眼神交流是可接受、恰当的；在亚洲用眼神紧紧看着说话者，会让人感觉不自然。也有些非语言沟通在全世界表达的含义是一样的，例如，微笑或者开怀大笑代表正面情绪。

二、不同文化背景下的医患沟通技巧

（一）建立关系，收集信息

医务人员可以先进行自我介绍，构建融洽的沟通气氛，检查并再次核对患者姓名，考虑称谓方式是否恰当等。如果语言交流障碍太大，可求助于一些专业人员翻译。尤其是一些地方方言，听起来不容易理解，可以求助于本地的医务工作人员。尽量找到自己和患者之间的相似之处，并尽可能根据这些相似性解决沟通中可能存在的问题。

（二）尊重文化差异

在诊疗过程中，尊重患者的宗教信仰、风俗习惯等文化差异，对于自己不熟悉的文化背景行为要保持开放接纳的心态。虚心向患者请教，切不可妄自猜测，引发不必要的麻烦。根据不同文化背景和实际情况提供给患者切实可行的选择，制定具体的诊疗方案。

（三）鼓励患者表达

在交流过程中，多用开放式提问，鼓励患者多讲述自己的情况，多提出问题。可以根据患者的表达更加了解患者的情况，反复确认患者表达的信息，确保准确性。

视频 12-4　文化差异
对医患沟通的影响

（四）多使用非语言沟通技巧

文化背景不同导致语言沟通困难的情景下，应多使用非语言沟通技巧。例如，用关切的目光看着患者，耐心倾听患者的表达，温和的语气进行交流等。此时，即使语言沟通不畅，患者可以通过非语言信息感受到医务人员的关心和关怀，拉近彼此之间的关系。

▼ 第五节　临终关怀

临终关怀是指受过专业训练的工作人员通过运用心理支持和慰藉的方法以及安宁疗护等手段，最大限度地减少临终患者及其亲属的生理痛苦及心理负担的社会卫生服务模式，它涵盖了所有的生理、心理、社会、精神的需要，一直持续到丧亲悲伤阶段。临终关怀的目的既不是治疗疾病或延长生命，也不是加速死亡，而是通过提供舒适护理、疼痛控制和症状处理，使患者及亲属达到最高可能的生命质量。临终关怀强调患者及其亲属情感的、心理的、社会的、经济的和精神的需要。

一、临终关怀的基本理念

（一）尊重生命

"救死扶伤，治病救人"是医务人员的天职，但这并不等同于尊重生命。用高科技的呼吸机、起搏器等维持没有质量的生命是否值得尊重？热爱生命是否就意味着义无反顾地拒绝死亡？完整的生命过程包括死亡过程，尊重生命不仅包括尊重生，也应包括尊重死。对临终患者及其亲属进行死亡教育是实施临终关怀的一项重要内容，临终关怀工作人员是多学科、跨专业的团队组合，对患者及其亲属提供全方位的善终服务与照顾，进行积极的优死教育。

（二）注重生命质量

在医疗无能为力的情况下，让患者更加舒适是临终关怀的主要目标。医疗的重点也从生理上转移到心理、社会、精神等方面，医护人员应加深对社会学、心理学等方面知识的学习和掌握，并能独立有效地运用于临终患者的全身心照护。注重生命质量要求我们注重人胜于注重疾病，尊重患者的生命价值和权利，重视生命的质量胜于生命的数量，尽可能满足临终患者的需求。

（三）协助患者有尊严地死去

死亡是一个自然的过程，临终关怀不加速也不延迟死亡。临终关怀的重点是帮助患者正视死亡，逝者善终，生者能善生。

二、临终患者心理特点

临终患者由于躯体疾病的折磨，对生的渴求和死的恐惧会产生一系列强烈而复杂的心理变化。美国精神科医师库伯勒·罗斯曾提出"临终心理五阶段说"，即否认期、愤怒期、协议期、抑郁期、接受期。处于不同的阶段，患者的心理和行为的表现有所不同。根据国内临床观察，这五个阶段因人而异，可按顺序，可有反复，也可能停留在某一阶段。

（一）否认期

患者在得知病情后最初的反应是不相信自己得了绝症或者病情恶化，逃避现实，怀疑医生诊断。例如，患者会觉得"是不是弄错了"，通过否认的心理防御逃避内心的痛苦。

（二）愤怒期

当患者已知死亡临近，会愤恨命运的不公。例如，"为什么我这么倒霉"。有的患者会把愤怒发泄出来，表现为易怒、烦躁的情绪，往往会对周围人发脾气，拒绝治疗和检查等。

（三）协议期

愤怒之后，患者不得不承认病情诊断，但仍抱有幻想，希望医生能够延长自己的生命，或者希望能够找到治疗的方法，期盼奇迹的发生，能够起死回生。

（四）抑郁期

此时患者明白自己已经治疗无望，时日不多，会感到悲伤、抑郁。通常会变得消极，不配合治疗，万念俱灰，对一切事情失去了兴趣。

（五）接受期

这是临终患者最后的心理反应，患者已经接受事实，情绪平稳，并开始着手安排后事。

三、临终患者家属的心理变化

临终患者家属在得知患者临近死亡后，痛苦程度并不比患者少，有时甚至超过了患者本人，心理变化主要经历以下四个时期。

（一）震惊期

家属刚刚接到亲人即将死亡的噩耗后，会感到震惊与不知所措，此时家属很难平复情绪，对相关问题做出决策。在此时，家属经常需要装作若无其事的样子照顾患者，以免对患者产生影响，背负双重压力。

（二）愧疚期

在此时期，家属通常会反省自己对待患者的态度，觉得自己不够尽心尽力，深深陷入自责中。

（三）失落期

当家属确信亲人即将逝去，心情开始转变为失落和孤独。

（四）接受期

家属情绪恢复，理智地接受事实，以大众能接受的方式来表达悲哀和感受。

四、临终关怀沟通

（一）直面临终患者

处于临终阶段的患者，由于心理的特殊性，使得沟通的内容与普通患者有所不同。这些内容不仅包括对死亡的看法和认识，还包括对人生的一些重大问题，如成功与失败、爱与恨、人生的价值与意义、愧恨与过失等方面的交流与讨论。

1. 直面死亡

临终是整个生命的重要组成部分，是任何人都逃避不了的现实。患者很想知道病情，隐瞒和欺骗的方法会对患者的生活造成不良影响。作为临终关怀的实施者，应该帮助患者及其亲属共同面对现实，正确认识疾病，了解死亡是人生命中的客观规律。通过与患者及其亲属推心置腹地交流、讨论，使患者对疾病的现状、发展和治疗做到心中有数，同时也增强患者对医务人员的信任感、安全感，从而提高自身的抗病能力，在有限的时间里尽量提高生活质量，维护患者的尊严。

2. 生命回顾

通过启发和帮助患者进行生命的回顾，共同怀念难忘的事与人来调节心理平衡。患者在临终阶段不仅会对即将到来的死亡进行思考，而且还会对自己所走过的人生道路进行回忆。患者在临终阶段会自觉或不自觉地对自己的人生旅程进行回忆，在回忆中体会人生的酸甜苦辣。回忆不仅可以分散患者的注意力，填补空虚、脆弱的精神世界，而且可以平衡心理。很多患者在临终阶段喜欢回忆自己以往的成功业绩，并愿把它告诉给别人，希望得到别人的赞赏与肯定，以产生一种成就感和死而无憾的感觉。回忆以往生活中的美好，可在相当程度上使临终患者产生心理上的满足。有时回忆也会激发患者的怨恨与怒气，但宣泄出来以后，许多患者就会显得心平气和。

3. 与患者谈论其感兴趣的话题

由于每一位临终患者的文化水平、社会经历、宗教信仰以及兴趣爱好不同，因此与他们谈论的话题千差万别。医务人员要善于在沟通中发现患者感兴趣的话题，引导患者交谈，满足患者心理需求，减轻内心的痛苦。

4. 情感沟通

亲朋好友在临终患者的心里非常重要，许多临终患者在临终前想要见家里的亲人和好友，或者要求回老家看看。医务人员应多倾听患者，了解患者内心的愿望，帮助患者了却心愿，减少遗憾。

（二）与临终患者沟通

与临终患者沟通和交流中必须注意语言清楚，态度诚实，特别要善于认真倾听患者的话语，在倾听过程中做到注意力集中，目光应正视对方的眼睛和面部，保持眼神的接触。在交谈时用亲切的眼神与患者眼光平行，传递对患者的理解和同情之心，同时要掌握声音的大小和语调，避免任何使患者感到难堪和不快的事情。要使用礼貌用语，充分尊重患者，不要使用耳语，更不要刺伤患者的自尊心。不要假装听，要尽可能使患者了解他的病情，让患者知道最重要的是生命的质量而不是寿命的长短。与临终患者沟通交流中，当任何语言已经不再有意义的时候，一定的躯体性语言能向患者传递温暖。在交流中临终患者出现恐惧时，握住患者的手，给予爱的抚摸及表示，使患者感到温暖安全，给予心理支持。

（三）与临终患者家属沟通

在与临终患者沟通的同时，应尊重家属的知情同意权，进行充分的思想交流，帮助他们正确认识现实，扮演好自己的角色，尽量让患者以满足、满意的心情度过生命的最后时期。临终患者的离去对家属来说是痛苦的，此时家属也需要支持。因此，医务人员在与其交流的过程中要注意尽量缓解他们的心理压力，减少他们的心理创伤，尽可能地帮助他们度过这个特殊的时期。

▼ 第六节　医护沟通

医生与护士是临床医疗工作中最密切的工作伙伴。"三分治疗，七分护理"，是临床上对医护之间关系的最佳解读。医疗和护理共同构成了治疗疾病完整的临床医疗过程，医生和护士对诊疗过程同等重要。在临床医护工作中，医生往往充当临床诊疗的决策者和发令者，护士为医护行为的执行者和协调者，双方互相依存，紧密联系。医生的大多数诊疗措施是通过护士的工作得以实施的。医护之间交流信息，互相协作，互为补充，医疗工作本质上是医护工作的过程。因此，医护双方应重视彼此之间的沟通，对整个治疗过程而言至关重要。

一、医护关系模式

（一）主导-从属模式

医生和护士的关系，有一个发展变化过程。早期，护理未形成独立的职业。随后，由于患者集中收治，护理从医疗中分离出来，但只是为患者提供各种生活护理，护士无须专门训练，也未纳入医务人员的行列。随着近代医学的进展，护士开始担任一部分治疗处置任务，成为医务行业中的不可或缺的职业门类。长期以来，医护关系一直是主导-从属型模式。在这个模式中，护士配合医生对患者进行生活护理，承担治疗辅助工作。随着医学的发展，护理职业的地位越来越高，主导-从属模式已经不适合社会发展的需要。

（二）并列-互补型

随着现代医学模式的转变，人们对疾病和健康的认识发生了根本性的改变，护理作为一个独立的学科和完整的体系，也从单纯执行医嘱的疾病护理，发展到以人的健康为中心的整体护理，从而形成了并列-互补型医护关系。

在医疗工作中，虽有护士的参与，但医生是起主要作用的；在护理上，护士根据病情和诊治方案，从患者的整体需要出发，制定完整的护理方案，其中既包括了医护协作性工作，也包括了护士独立性工作，如心理护理、生活护理、环境护理、饮食护理和健康指导等，这一切都是医疗工作不能替代的。护理工作与医疗工作相比，更接近于把患者作为一个整体的人，而不是把患者当做一种病来对待。护士执行医嘱只是医护结合的一种形式，更多更广泛的专业职能和社会功能是不能互相替代的。医疗护理是两个并列的要素，各有主次，各有侧重，两者的总和组成了治疗疾病的全过程，犹如一台机器上的两个相互咬合的齿轮，有机地结合在一起，互相协调，使机器正常运转。

二、医护之间的沟通方式

（一）口头沟通

口头沟通是医护之间最主要的沟通方式，临床医疗活动中医护人员之间的大量信息都是通过口头沟通进行信息交换的。口头沟通简捷、及时、明确，随时可以进行，不受时间、地点、场所的限制。当患者病情变化或病情危急时，医生与护士常通过口头沟通方式交换信息或实施医护作业；危重患者抢救时医生还可以通过口头沟通下达医嘱。

（二）书面沟通

医护之间的书面沟通方式主要是多种指示性标志或医疗病历中的各种记录，包括床头卡、体温单、医嘱单、医疗护理记录、各种诊疗操作记录等。

（三）集体沟通

集体沟通是医护之间一种重要的沟通形式，包括晨间交接班、科室大查房、科室学习会或讨论会等，是临床医务人员之间交换信息、联络情感、分享经验、传授技能、拓展思维的重要沟通形式。

三、医护沟通要点

（一）互相配合

医生和护士在医院为患者服务时，只有分工不同，没有高低之分。医生主要的责任是做出正确的诊断和采取恰当的治疗手段。护士的责任是能动地执行医嘱、做好躯体和精神护理，向患者解释医嘱的内容，取得患者的理解和合作。医生的正确诊断与护士的优质护理相配合是取得最佳医疗效果的保证。医护双方的关系是相互尊重、相互支持、真诚合作、不发号施令与机械执行的关系。该合作的实现，还是在于医生和护士双方面的磨合，相互理解，减少抱怨和指责，在工作中真诚合作，共同为医疗安全负责。

（二）互相理解

医护双方要充分认识对方的作用，承认对方的独立性和重要性，支持对方工作，护士要尊重医生，主动协助医生，对医疗工作提出合理的意见，认真执行医嘱。医生也要理解护理人员的辛勤劳动，尊重护理人员，重视护理人员提供的患者情况，及时修正治疗方案。医疗工作非常辛苦，医护之间的相互理解是对彼此工作最大的支持。

（三）互相监督

医疗工作具有一定的高危性，发生医疗差错对医患双方都会带来伤害。医护之间应监督对方的医疗行为，发现问题及时沟通，减少医疗差错的发生。护士如果发现医嘱有误，能主动地向医生提出意见和建议，协助医生修改、调整不恰当的医嘱。反之，如果医生发现护理人员的医疗差错，也应及时纠正，防止酿成大错。双方互相监督，互相帮助，且不能幸灾乐祸，互相打击。

医生与护士的沟通质量直接影响医疗服务的整体质量，因此确保双方高质量的沟通至关重要。医护之间的沟通须遵循同心同德、团结协作、相互配合、相互支持、服务患者的原则。

▼ 第七节　医务人员的团队合作

现代医疗服务是由诊断、治疗、护理、康复和服务五个部分组成的。任何一个患者的诊疗服务过程都不是一个人能够完成的，而是需要有效的医疗团队成员共同完成的。例如，患者门诊就诊的过程，需要医生、护士、医技人员、药剂师、导医等多人共同协作完成。患者手术治疗，需要麻醉、器械护士、助手等一系列人员的配合。医护是联系最紧密的工作伙伴，但医疗过程中的其他人员也至关重要，任何一个细小环节出了问题都有可能对患者造成不可挽回的损失和伤害。例如，某家医院的护工在清洗医务用品时，没有严格执行消毒程序，导致院内感染事件的发生。团结协作是中华民族的传统美德，在医疗工作中尤为重要。医务人员应以患者为中心相互协作，以平等、尊重、信任、支持、自我完善和互相学习的态度，建立同心同德的团队协作关系，共同提高发挥个人优势的竞争关系。

视频 12-5　医患沟通的再生之旅

▼ 第八节　其他情景下医患沟通案例解析

【案例 1】

患者，男性，70 岁，因咽喉不适就诊，医生问了基本情况后开了一系列检查。全部检查结果回来后，医生看着报告，皱了皱眉，语气沉重地说："可能是食管癌，中晚期了，治不好了。"患者家属马上焦急地问医生："怎么好好的就得食管癌了？是不是搞错了啊？"医生耸耸肩，无奈地说："怎么会搞错，原因我也不清楚啊。"患者听完后沉默一会，声音有些颤抖地向医生问道："那我还能活几年？"医生仍然语气沉重地说道："慢的话五六年，快的话可能只有两三年了。老人家年纪大了，手术风险太大，只能化疗能拖多久算多久吧。"患者心情非常沉重，拒绝入院治疗。

案例分析： 本案例中医生在进行坏消息告知时，没有任何铺垫，直接告知患者诊断结果，并语气沉重，患者及家属都陷入沉重的氛围中。在进行坏消息告知时，没有给予一定的支持和安慰，最终患者认为救治无望而放弃治疗。医生履行了病情告知义务，但是并没有在告知过程中考虑患者和家属的体验。

考查知识点： 坏消息告知。

【案例 2】

患儿，女性，4 岁，高热急诊收入院。家长对医院环境及医务人员的工作十分挑剔，抱怨住院环境不好，医务人员技术不行，这么久了还不能退热等，接诊的医务人员都觉得这个患者家属很难相处。第二天，主管医生了解到情况以后，在查房时和患儿家长先聊了家常。医生告知患者："自己也有一个 4 岁的孩子。虽然自己天天和生病的孩子打交道，但是当自己的孩子生病时，也是心急如焚，体会完全不同。"医生的话语，让患儿家长感觉到了被理解。后来了解到，她是一个单亲妈妈，和女儿相依为命，所以孩子生病了非常着急，也为自己的态度不好而感到歉意。这次聊天以后，这位患儿家长变成了非常配合的家属。

案例分析：本案例中，看起来非常难沟通的家属，经过一次谈话变成了非常配合的家属。并不是家属的人格特质发生了突发性的改变，而是医生坦诚的沟通态度。医生通过讲述自己的经历和感受，让家属更加了解了医生也是一个家长，而不只是一个治病的专家，从而拉近了医患之间的距离。

考查知识点：医生的透明度。

【案例3】

患者需要注射青霉素，护士在执行医嘱过程中发现没有青霉素皮试结果。对患者说："请您稍等，我去拿一下棉签。"然后和主管医生沟通具体情况，医生回应："患者说一个月以前打过，以前从未对青霉素过敏，自己可能当时就一下忽略了皮试，我马上补一下。"医生补开青霉素皮试医嘱后，护士对患者说："您好，刚刚医生嘱咐，医院的青霉素换了一个批号，需要进行皮试，看您是否过敏。"患者说："我刚刚都和医生说了呀，我不过敏。"护士解释："是的，医生也说了您不过敏，但是药品批号不同，还是需要做过敏试验的，也是出于安全考虑。刚刚医生特地嘱咐了还是做一下安全。"患者表示同意皮试，医生对护士也很感激。

案例分析：本案例中，护士发现了医嘱中的医疗差错，马上采取了补救措施。在沟通中特别注意方法，不但及时更正了医疗差错，保护了患者的生命安全，也保护了医生的职业形象。在繁忙的医疗工作中，难免会出现一些医疗差错，医务人员之间相互监督，同时出于保护对方的心态真诚对待，有效提升了医务人员的工作成效，同时也助于维护和谐的医患关系。

考查知识点：医护沟通、团队协作。

【案例4】

小李生活在一个单亲家庭，多年来一直与母亲相依为命，小李一直都很努力，想着一定要出人头地，让母亲过上好日子。经过小李的努力，终于事业有成，收入也非常可观，想着这几年好好报答母亲。可是，半年前母亲确诊为肿瘤晚期，小李带着母亲四处求医。母亲和自己的生活质量明显下降。可是母亲的病情并未好转，目前，多家三甲医院明确告知小李，其母亲生存时间可能只有3个月左右的时间。建议转到当地社区医院治疗。小李感到很绝望，看了这么多的医院，做了各种各样的治疗，用的也是最好的药物，却一点好转也没有。社区医院医疗水平低，到社区医院意味着放弃治疗，小李都不知道怎么和母亲交代。带着复杂的心情，小李带着母亲住进了社区医院。让他没有想到的是，社区医院的医生会花大量的时间和他交流。在医生的帮助下，小李告知了母亲病情情况，之前一直是隐瞒病情。母亲回应自己已经猜到了，治了这么久没有好转应该是治不好了，表示自己只是不希望太痛苦，小李已经长大成人，自己也没有什么遗憾了。医院也安排了实习生和志愿者，经常来陪伴患者，倾听患者讲述自己的人生经历。患者感觉非常满足，小李也觉得特别欣慰。

案例分析：临终患者的家属有很多复杂的情绪，一方面要积极治疗、安慰患者，另一方面自己也不知所措。本案例中，医务人员关注患者家属的心理需求，给予家属很多情感上的支持。同时帮助患者家属正视死亡，尽可能给予患者和家属人文关怀，达成满意的医疗效果。

考查知识点：告知坏消息，临终患者家属沟通。

【案例5】

患者，女性，78岁，处于临终状态。医生查房发现，患者总是有一些欲言又止的感觉，有时候还会唉声叹气。在工作空余时间，医生主动来和患者聊天，了解到患者放心不下自己的小女儿。小女儿有先天残疾，长期卧床，日常生活起居都是老人照顾。老人生病入院以后，将小女儿也带进医院，两个大女儿和护工照护老人和小女儿。老人担心自己走了以后，没有人照护小女儿。了解老人的心事后，医生和大女儿交流得知，大女儿已经准备好了，把小女儿接到自己家里照顾，房间已经都准备好，也请好了照护的阿姨，但是这些老人并不知道。在医生的鼓励下，两个大女儿一起和老人讲述了她们对小女儿的照护计划。老人非常开心，说自己一直担心小女儿没有人管，也不敢问，现在总算放心了，觉得没有什么牵挂了。老人和女儿们都非常感谢医生做的沟通传递工作，让她们都感觉更加心安。

案例分析：本案例中，医生重视患者的生命质量，通过细心观察发现患者心存顾虑，并愿意花时间多和患者交流，了解患者心愿。同时采取积极的方式与家属沟通，协助了解老人心中的愿望。此时医生所做的沟通带给患者和家属的受益远远大于医疗活动，也是医疗活动不能实现的。因此，对于临终患者及家属，医务人员应更多考虑患者心理上和精神上的需求，以提升生命质量为医疗目的。

考查知识点：临终患者沟通。

✿ **课后思考** --

1. 疾病带来的坏消息是否要告知患者本人，你的理由是什么？
2. 在进行坏消息告知过程中的注意事项有哪些？
3. 文化差异对医患沟通产生的影响有哪些？
4. 在出现医疗差错的时候，该如何与患者及家属沟通？
5. 医生如何看待医患沟通对医疗工作的影响？

章节测试 12

参 考 文 献

[1] 徐瑞容，何思忠.医患关系学 [M].北京：科学出版社，2018.

[2] 卫生部统计信息中心.中国医患关系调查研究 [M].北京：中国协和医科大学出版社，2010.

[3] 王维利，周利华.医患文化沟通 [M].合肥：安徽大学出版社，2018.

[4] 白冰.医患沟通技巧及案例分析 [M].北京：人民卫生出版社，2021.

[5] 庄一强.医患关系思考与对策现状·问题·决策·执行 [M].北京：中国协和医科大学出版社，2007.

[6] 〔美〕劳拉.B.麦德森.大数据医疗：医院与健康产业的颠覆性变革 [M].康宁，宫鑫，刘婷婷译.北京：人民邮电出版社，2018.

[7] 吕兆丰，王晓燕，张建.医患关系现状、原因及对策研究 全国十城市医患关系调查研究报告 [M].北京：中国书店，2010.

[8] 肖传实，李荣山.实用医患沟通技巧 [M].北京：军事医学科学出版社，2008.

[9] 靳斓.医护礼仪与医患沟通技巧 [M].第2版.北京：中国经济出版社，2018.

[10] 王亚峰，霍修鲁，于春亚.医生的困惑与反思医患沟通与人性化服务 [M].北京：人民军医出版社，2009.

[11] 〔英〕乔纳森·西尔弗曼，〔加〕苏珊·库尔茨，〔英〕朱丽叶·德雷珀，等.医患沟通技巧原著第2版 [M].北京：化学工业出版社，2009.

[12] 姜学林.医学沟通学 [M].北京：高等教育出版社，2008.

[13] 王锦帆，尹梅.医患沟通 [M].北京：人民卫生出版社，2013.

[14] 王锦帆.医患沟通学 [M].北京：人民卫生出版社，2006.

[15] 朱婉儿.医患沟通基础 [M].杭州：浙江大学出版社，2009.

[16] 陈世耀.医患沟通临床实践 [M].上海：复旦大学出版社，2020.

[17] 王晶桐.医患沟通以问题为基础的教学手册 [M].北京：北京大学医学出版社，2015.

[18] 王一方，甄橙.北京大学医患关系蓝皮书语言与沟通 [M].北京：北京大学医学出版社，2019.

章节测试答案